¿Qué es y con qué se compara la Marihuana?

Max R. Schmidt

DOCE PASOS EDITORES

"Yo no estoy en contra de las drogas, pueden ser instrumentos valiosos para el conocimiento del mundo y de nosotros mismos.

Lo que no soporto es el uso recreativo de sustancias peligrosas: hemos perdido el respeto por sus poderes.

Las drogas son sacramentos y deben ser tomadas como parte de rituales sagrados, igual que en la antigüedad o en las tribus indias."

Patti Smith
Cantautora, poetiza, y artista visual

TABLA DEL CONTENIDO

Introducción

Oculto entre la maleza, un cazador jíbaro carga en silencio su cerbatana. Espera agazapado unos minutos hasta que en su campo visual irrumpe un mono ardilla.

Mientras el mono trepa por un árbol, el cazador apunta su arma y con un leve soplo, impulsa a través de ella un dardo cuya afilada punta está impregnada de cierta resina oscura. El mono herido emite un grito, se tambalea y cae a los pies del jíbaro. Cinco minutos después ha dejado de respirar.

En la sala de operaciones de un hospital, el personal de guardia rodea la figura de un hombre que yace sobre una camilla. El anestesista carga una jeringa, busca la vena del paciente, inserta en ella la aguja y con un leve movimiento del pulgar, impulsa una sustancia ambarina en el torrente sanguíneo. Mientras la enfermera emite un reporte sobre los signos vitales del paciente, el cirujano emprende con tranquilidad un corte abdominal. Cinco horas después, liberado de las molestias de un cálculo biliar, el hombre departe con sus familiares.

DROGA = FÁRMACO = MEDICINA

PHARMACON = REMEDIO Y VENENO

Tanto la resina oscura que acabó con la vida del mono, como la sustancia ambarina que permitió operar con éxito al paciente, provienen del curare, una de las drogas más tóxicas que existen.

Ambas aplicaciones permiten demostrar lo que los griegos clásicos quisieron dar a entender cuando llamaron fármacos a las drogas: que todas son remedios y venenos a la vez.

El curare relaja y paraliza. En dosis altas detiene la actividad de los músculos que gobiernan la respiración causando la muerte por asfixia, mientras que en dosis minúsculas afloja los músculos abdominales para evitar espasmos durante intervenciones quirúrgicas.

En la antigüedad, el término pharmacon era utilizado para describir tanto a los medicamentos como a los tóxicos. Desgraciadamente, lo que antes era sinónimo hoy se encuentra disociado. Aún cuando fármaco y droga continúan empleándose de manera indistinta dentro de la literatura especializada, en la percepción popular se consideran cosas por completo

¿Qué es y con qué se compara la marihuana?

diferentes. Ahora se habla de medicinas y de drogas. Se dice que las medicinas alivian el sufrimiento, luchan contra la muerte, son buenas y se venden en farmacias y se cree que las drogas originan trastornos severos, provocan la muerte, son malas y por eso están prohibidas. Bajo esta lógica, considerar al agua como droga parecería broma, no obstante, tres o cuatro litros producen envenenamiento mortal en los niños; mientras que en un adulto, más de veinte litros diarios generan una secreción excesiva de orina y una propensión a la retención de cloro que ocasiona la deshidratación celular y eventualmente la muerte.

Desde el punto de vista de la ciencia, fármaco o droga es toda sustancia química de origen natural o sintético que afecta las funciones de los organismos vivos. Los fármacos capaces de inhibir el dolor, modificar el estado anímico o alterar las percepciones, se denominan psicoactivos, ya que afectan específicamente las funciones del sistema nervioso central compuesto por el cerebro y la médula espinal.

El hecho de que actúen como remedios o como venenos depende de:

1) su grado de pureza,
2) las dosis y las modalidades de empleo,
3) las condiciones de acceso y las pautas culturales de consumo,
4) el estado físico, emocional, mental y espiritual del usuario.

Los mismos psicoactivos pueden resultar benéficos o dañinos, terapéuticos o tóxicos, según quien, cuando, cuanto, cómo y con qué fin los consuma.

Por desgracia existe una gran desinformación al respecto que -aunada a una serie de mitos y prejuicios- repercute sobre la salud, el calificativo moral y el trato cívico de sus consumidores.

En esta confusa atmósfera de miedo, propaganda y controversia social, se ha creado un vacío educativo. La mayoría de los psiquiatras y psicólogos saben más acerca de las drogas por la televisión, los artículos periodísticos y la propaganda sobre el abuso que a través de la literatura científica. Muchos de entre los más brillantes profesionales están, por desgracia, tan mal informados como el resto del gran público.

Richard Yensen
(psicólogo e investigador)

Ningún gobierno puede proteger la salud de sus ciudadanos, ni a través de la legislación, ni mediante campañas atemorizantes. Tampoco se puede decretar la desaparición de las drogas. Estarán con nosotros en tanto muchas personas encuentren en ellas el refugio, la evasión, la distracción, el conocimiento, el alivio o la satisfacción que buscan. Lo que sí resulta factible es reducir los daños que causan la desinformación, el consumo, el abuso y sobre todo, la prohibición de algunas de ellas.

Por eso considero que para abordar el tema de las drogas, la mejor guía de la razón no puede ser la represión fundada en el miedo y la ocultación de la verdad, sino la información basada en el rescate de las tradiciones y en la exposición completa y veraz de los resultados de la investigación científica y empírica.

En un esfuerzo por llenar este vacío informativo, que afortunadamente cada vez es menor, las páginas de ¿Infierno ó Paraíso Químico? exponen un amplio conjunto de datos y reflexiones respecto a las principales drogas psicoactivas, comenzando con la exposición sistematizada de información acerca de la química, farmacología y hechos sobresalientes de 42 categorías de psicoactivos; así como estadísticas de consumo y situación legal de los mismos a nivel internacional y en los casos específicos de algunos países de habla hispana. Posteriormente se explora su utilización en los contextos chamánico, terapéutico y espiritual, se resumen algunas orientaciones básicas para conformar una cartografía de la experiencia psicoactiva, se aborda el problema de la adicción y los principales enfoques para tratarla; se exponen los factores extra-farmacológicos más importantes detrás de la prohibición.

Mi propósito principal es que la recopilación de toda esta información nos ayude como sociedad a:

- recuperar el conocimiento ancestral acerca de las plantas psicoactivas,
- evitar volver a cometer los errores del pasado, resolver los presentes, y
- sacar el mejor provecho de las importantes herramientas que pueden ser las plantas y alcaloides psicoactivos bajo el contexto y el propósito adecuados.

Toda esta información se ofrece de manera pública a través de este libro con la intención de hacerla accesible al mayor número posible de personas para ayudar a que prevalezcan el sentido común, la comprensión y la paz entre los consumidores de drogas legales y prohibidas, los medios de comunicación interesados en exponer la verdad de los hechos, las autoridades políticas y sanitarias que realmente se preocupan por el bienestar de los ciudadanos, los estudiantes y profesores cuyos programas educativos incluyen el estudio de las drogas, así como todas las personas interesadas en este complejo tema.

Confío en que la información que aquí encontrarán les ayudará a formar su propio criterio, a comprender las posiciones de los demás, a ser tolerantes con las ópticas divergentes y a unir voluntades y esfuerzos en la identificación de las verdaderas causas que hay detrás del abuso y de la prohibición, a fin de que dejemos de lidiar con los síntomas y lleguemos verdaderamente a la esencia de las cosas y a su resolución.

Max R. Schmidt

¿Salir o no salir de la Matrix?

Una de las primeras puertas que solemos explorar pensando consciente o inconscientemente que debe haber algo más fuera de nuestra limitada percepción acerca de nosotros mismos y nuestra sociedad, es la puerta de las plantas y alcaloides psicoactivos, esto es, sustancias capaces de alterar el Sistema Nervioso Central.

¿Para qué sirven las drogas psicoactivas?

Las plantas y alcaloides con propiedades psicoactivas nos permiten modificar nuestros respectivos estados ordinarios de conciencia. A través de ellas podemos explorar distintos matices anímicos, distintas áreas de nuestro inconsciente personal y colectivo, distintas capacidades de nuestra poderosa y desconocida mente, así como distintas alteraciones de nuestra percepción sensorial.

Es por eso que este tipo de drogas resultan atractivas para ciertas personas y temibles para muchas otras.

¿Cómo las usábamos antiguamente?

En el contexto de los diversos cultos ancestrales, tales como el paganismo europeo y el chamanismo esencial del continente americano, inicialmente se usaron bajo el propósito de ampliar las capacidades de nuestra limitada percepción y comprensión para resolver los problemas individuales y colectivos y trascender la condición humana.

¿Cómo las usamos ahora?

Es de lamentar que hoy en día no sea muy común que nuestro propósito al utilizarlas sea el mismo que guiaba la sabiduría de nuestros ancestros: el de ayudarnos a cuestionar y trascender el estado de percepción que nos mantiene infelices.

En nuestra cultura occidental contemporánea las desacralizamos, las industrializamos, las vendemos y solemos abusar de ellas dándoles el mismo uso que a las drogas que llamamos medicinas: el de palear los síntomas de la enfermedad de nuestra mente sin solucionar su verdadera causa.

Siempre que no estamos cien por ciento felices, se debe a que sufrimos algún grado de enfermedad, pues la felicidad total sólo es posible en presencia de la salud total, o sea, salud en los niveles físico, emocional y mental. Nuestra infelicidad constante o intermitente, se manifiesta en nuestras mentes, en nuestros pensamientos y emociones cotidianos. Dependiendo de su intensidad y duración, eventualmente este malestar también nos afecta a nivel físico.

Desde que desdeñamos el contacto directo con Dios y con la naturaleza y preferimos rendir culto a la ciencia y la tecnología, asumimos que es imposible vivir en la felicidad total, lo cual sólo atribuimos a los santos, los locos o los iluminados que gozan del privilegio de vivir en un éxtasis permanente. El resto de nosotros hace tiempo que nos hemos acostumbrado a estar enfermos. Nos hemos acostumbrado a aceptar la infelicidad como algo normal y lo contrario resulta sospechoso para los estándares de nuestra sociedad.

Nuestros médicos y psiquiatras ortodoxos consideran que la euforia es un estado patológico, sin tomar en cuenta que etimológicamente su significa normal, por lo tanto, nuestra ausencia de euforia, o sea nuestra disforia habitual (dis significa carencia), es lo que tendríamos que considerar como anormal.

Dado que oficialmente esto no es así, los únicos usos que nuestra medicina occidental considera lícitos y aceptables para los alcaloides de las plantas psicoactivas son: la supresión de las señales neurológicas del dolor corporal y las diversas manifestaciones de nuestros trastornos psicológicos. Siempre bajo prescripción y riguroso control médico, claro está.

Lo más probable es que quienes nos sentimos inclinados a explorar las drogas psicoactivas, en un principio las utilizamos por una mezcla de sana curiosidad combinada con nuestro intento -consciente o inconsciente- de escapar del sufrimiento y encontrar la forma de sentirnos verdadera y constantemente felices.

Pero como hemos perdido de vista el conocimiento de nuestros ancestros, cuando mucho, logramos utilizarlas para cuestionar las pautas sociales que contribuyen a mantenernos en nuestro estado de infelicidad habitual, e incluso hemos llegado a efectuar algunos intentos desorganizados de rebelarnos contra él, como sucedió durante la época hippie que nos legó grandes lecciones.

Gracias a ella quedaron sentadas las bases del auto-cuestionamiento social, de las libertades comunitarias y del retorno a lo natural que han sido las semillas de los diversos movimientos e iniciativas de protección a la ecología, de comercio justo, etc.

Sin embargo, en la actualidad, rara vez nuestro propósito es el de utilizarlas para cuestionarnos o cambiar el estado de las cosas. La nuestra es una generación sin cadenas visibles y por lo mismo es una de las más sometidas.

Esto es así porque no siempre sabemos que existe algo más allá de la ilusión que nos muestran nuestros sentidos, porque no hemos tenido la oportunidad de enterarnos de que existe la posibilidad de salir de la dictadura de la percepción ordinaria que los antiguos llamaban el sueño, la ilusión, la dualidad, la maya, y que gracias a nuestros códigos cinematográficos contemporáneos bien podríamos llamar la Matrix.

Dicho llanamente:

Estamos utilizando las drogas psicoactivas para seguir encadenados a la Matrix pero no para salir de ella.

¿Existe otra forma de poder usarlas?

Sí, y afortunadamente cada vez somos más las personas que estamos interesadas en hacerlo. Gracias a Dios han subsistido reductos de personas que han preservado las bases del conocimiento ancestral y somos bastantes los investigadores que buscamos rescatarlos, difundirlos y aplicarlos en nuestra vida cotidiana.

También es satisfactorio señalar que a pesar de los peligros y obstáculos que supone la prohibición de los principales alcaloides psicoactivos, no son pocos los psicólogos y psiquiatras que han seguido estudiándolos.

Algunos de ellos incluso han continuado empleándolos clandestina o veladamente en sus prácticas terapéuticas y han obtenido impresionantes resultados al combinarlos con los conocimientos de la psicología contemporánea.

Paralelamente estamos presenciando un resurgimiento del chamanismo, tanto del esencial como del insustancial que simplemente comercia con el turismo usufructuando las llamadas plantas de poder.

De allí la importancia de rescatar nuestras tradiciones y nuestra sabiduría ancestral, de revisar las fuentes de nuestros conocimientos místicos y esotéricos al respecto; y de allí también el apremio de revisar y replantear nuestra legislación internacional en materia de drogas psicoactivas.

Necesitamos abrir nuevamente los causes de la investigación pública y privada a fin de continuar estudiando y empleando estas sustancias maravillosas que pueden convertirse en poderosas herramientas de autoconocimiento bajo el contexto, el conocimiento y el propósito adecuados.

Las plantas y alcaloides psicoactivos no son la única vía de auto-transformación, pero sí son un camino dinámico y veloz cuando sabemos emplearlas. Potencialmente nos ofrecen la oportunidad de ayudarnos a acelerar nuestro desarrollo personal y colectivo, aunque el verdadero trabajo lo tenemos que hacer fuera de sus efectos, en el día a día, como bien lo sabemos quienes trabajamos con ellas.

Este libro fue creado para difundir información acerca de las plantas y alcaloides con propiedades psicoactivas.

Aquí encontrarás una recopilación de datos generales, químicos, farmacológicos, legislativos, políticos, antropológicos, estadísticos, terapéuticos y espirituales relacionados con el uso ancestral, histórico y contemporáneo de las principales drogas psicoactivas tal cual las veo.

Mi propósito principal es que esta recopilación aunada a las entrevistas, la cartografía, los enlaces, las reflexiones, conclusiones e hipótesis que expongo, nos ayude como sociedad a:

- recuperar el conocimiento ancestral acerca de las plantas psicoactivas,
- evitar volver a cometer los errores del pasado, resolver los presentes, y
- sacar el mejor provecho de las importantes herramientas que pueden ser las plantas y alcaloides psicoactivos bajo el contexto y el propósito adecuados.

Que te sea de utilidad.

Max R. Schmidt

Advertencias:

Para los usuarios de drogas legales e ilícitas

El uso que le des a esta información recae exclusivamente sobre tu responsabilidad. Aquí encontrarás, entre otras cosas, datos específicos y sistematizados respecto a más de 40 drogas psicoactivas, incluyendo dosis bajas, medias, altas y letales; formas de detectar adulteraciones; consejos sobre qué hacer en caso de emergencia; información respecto a probables efectos psicológicos y daños potenciales a la salud. Es necesario que tengas en cuenta que estas páginas únicamente contienen información sobre casos generales, mientras que la dosificación exacta de las drogas, así como sus efectos a nivel físico y psíquico, dependen de múltiples factores, por lo que no es posible garantizar la respuesta de ningún organismo ante ellas. Lo que sí es posible garantizar es que como efecto secundario de leer y analizar esta información, te sentirás en paz. Además de poseer información útil y esencial para tu supervivencia, te darás cuenta de que probablemente las drogas que consumes son menos perjudiciales para la salud que las drogas legales más populares, sabrás que es posible evitar la adicción física aún en los casos de las drogas más peligrosas, y podrás darte cuenta, si es que no lo has descubierto aún, que tú tienes poder sobre las drogas en todo momento y bajo cualquier circunstancia, por el simple hecho de que tú eres el único dueño de tu voluntad y ellas necesitan de ti para introducirse en tu organismo. Como tú decides sobre ellas y no ellas sobre ti, no hay necesidad de dar pie a que te traten como un criminal, como un enfermo o como un débil mental. Tú tienes el poder sobre ti mismo y sobre tu vida, lo cual te permite comportarte con integridad e inteligencia, cuidarte, y lo más importante: responsabilizarte de todos tus actos y sus eventuales consecuencias para no convertirte en una estadística más en el saldo negativo en contra de las drogas.

Para los que nunca han usado drogas ilegales

La lectura de este libro puede ocasionar que cambies de actitud respecto a las drogas y respecto a sus consumidores. No te asustes. Esto no quiere decir que al terminar de leer ¿Infierno ó Paraíso Químico? desearás ingerir alguna de ellas. Esto quiere decir que, como consecuencia lógica de analizar la información que aquí encontrarás, podrías comenzar a cuestionarse si la legislación internacional en materia de drogas realmente busca proteger la salud de los usuarios de sustancias ilegales o si es otro el fin que persigue la prohibición. Quizá también pudieras llegar a plantearte la posibilidad de que los usuarios de tales sustancias no necesariamente están buscando la destrucción de sí mismos, de su familia y de la sociedad. El efecto secundario de leer este libro pudiera ser pues, que sientas paz al abandonar el temor y las posiciones extremas a las que conduce la desinformación total o la información parcial manipulada en virtud de diversos factores y fines.

Para las autoridades encargadas de hacer cumplir las leyes antidrogas

Mi intención no es despertar la curiosidad de los novatos, sino compartir información veraz y necesaria entre quienes han decidido cursar en esta vida la materia optativa "Drogas", por lo que afirmo que en estas páginas:

- no promuevo la infracción de ninguna ley (por injusta o arbitraria que parezca); y
- no recomiendo el uso de ninguna droga ilegal (aunque ocasione menos estragos físicos que drogas social y legalmente aceptadas).

Para todos los lectores

Los datos farmacológicos que aquí se presentan fueron recabados tanto empíricamente como en diversas fuentes especializadas. La mayoría de ellos están revisados por el psiquiatra Jorge González Olvera, egresado de la Facultad de Medicina de la Universidad Nacional Autónoma de México, a quien se le agradece profundamente su colaboración desinteresada en la difusión de esta información, donde quiera que esté.

Preguntas frecuentes

¿Qué es un psicoactivo?

Desde el punto de vista de la ciencia, fármaco o droga es toda sustancia química de origen natural o sintético que afecta las funciones de los organismos vivos. Los fármacos que afectan específicamente las funciones del Sistema Nervioso Central (SNC), compuesto por el cerebro y la médula espinal, se denominan psicoactivos. Estas sustancias son capaces de inhibir el dolor, modificar el estado anímico o alterar las percepciones, por ejemplo.

¿De qué depende el hecho de que los psicoactivos actúen como remedios o como venenos?

Depende de:

1) su grado de pureza,
2) las dosis y las modalidades de empleo,
3) las condiciones de acceso y las pautas culturales de consumo,
4) el estado físico, emocional, mental y espiritual del usuario.

Los mismos psicoactivos pueden resultar benéficos o dañinos, terapéuticos o tóxicos, según quien, cuando, cuanto, cómo y con qué fin los consuma. Por desgracia existe una gran desinformación al respecto que -aunada a una serie de mitos y prejuicios- repercute sobre la salud, el calificativo moral e incluso el trato cívico y legal de sus consumidores.

¿Cuál es la diferencia entre drogas, fármacos y medicinas?

El término pharmacon era utilizado en la antigüedad para describir tanto a los medicamentos como a los venenos, y no había distinción terminológica entra aquellos con utilidad terapéutica sobre el cuerpo físico o sobre el cuerpo mental, como es el caso de las sustancias capaces de alterar la conciencia. Desgraciadamente, lo que antes era sinónimo hoy se encuentra disociado.

Aún cuando fármaco y droga continúan empleándose de manera indistinta dentro de la literatura especializada, en la percepción popular se consideran cosas por completo diferentes. Ahora se habla de medicinas y de drogas. Se dice que las medicinas alivian el sufrimiento, luchan contra la muerte, son buenas y se venden en farmacias. Se cree que las drogas originan trastornos severos, provocan la muerte, son malas y por eso están prohibidas.

Bajo esta lógica, considerar al agua como un veneno parecería broma, no obstante, tres o cuatro litros producen envenenamiento mortal en los niños; mientras que en un adulto, más de veinte litros diarios generan una secreción excesiva de orina y una propensión a la retención de cloro que ocasiona la deshidratación celular y eventualmente la muerte.

El curare es un buen ejemplo de un pharmacon, un remedio que es a la vez un veneno. En dosis altas es uno de los venenos más poderosos que existe y en dosis bajas es un anestésico local. Los jíbaros lo usan para envenenar los dardos de sus cerbatanas cuando van a la selva a cazar animales pues en dosis elevadas paraliza totalmente los músculos y las presas mueren por asfixia. Pero los cirujanos también lo usan en dosis muy bajas para relajar los músculos de sus pacientes en operaciones que requieren incisiones abdominales.

Otro ejemplo: el psicoactivo MDMA, mejor conocido como éxtasis. En las primeras etapas de investigación científica previas a su prohibición, demostró tener notables utilidades terapéuticas en psicoterapia; pero después de su prohibición, el uso irresponsable de este fármaco ocasionó la muerte de varios jóvenes en Europa debido al desconocimiento de su utilización y actualmente está provocando diversos trastornos en personas que abusan de él y están expuestos a las adulteraciones debidas a la falta de controles de calidad en el mercado negro.

Así es que, concluyendo: no hay diferencia entre un fármaco, una medicina y una droga. Cualquier sustancia psicoactiva puede servir como remedio o como veneno dependiendo de las circunstancias en las que sea utilizada.

¿Qué es un alcaloide?

En el lenguaje químico, los alcaloides se definen como substancias alcalinas que contienen nitrógeno y que representan los principios activos, desde un punto de vista farmacológico, de numerosas plantas y compuestos sintéticos.

¿Qué es un principio activo?

Es una sustancia química capaz de producir un efecto farmacológico sobre un organismo vivo. Por ejemplo, el peyote, tiene cerca de 50 principios activos, el más importante de ellos, es un alcaloide llamado mezcalina.

¿Qué es un neurotransmisor?

En el cuerpo humano, la comunicación entre las células se realiza a través del sistema endocrino y del sistema neuronal. El mecanismo es básicamente éste: ante un determinado estímulo, el organismo reacciona liberando una serie de sustancias que se llaman hormonas si las producen las glándulas endocrinas y se liberan al torrente sanguíneo, o neurotransmisores, si las produce el cerebro y se liberan a nivel local dentro del mismo para producir una comunicación entre neuronas.

Esto equivale a decir que los neurotransmisores son las drogas naturales (acetilcolina, adrenalina, noradrenalina, norepinefrina, melatinina, serotonina, histamina, dopamina, etc.) que el sistema nervioso necesita para intercambiar información y ejercer control sobre el resto del cuerpo.

Los neurotransmisores actúan ocupando sus receptores específicos dentro de ciertas áreas del cerebro dedicadas a controlar funciones particulares. La acetilcolina, por ejemplo, controla los músculos del esqueleto (el diafragma y todos los músculos asociados con el movimiento); y comparte con otro neurotransmisor llamado norepinefrina, la responsabilidad de controlar los músculos lisos (las paredes de los órganos internos y los vasos sanguíneos) y el músculo cardíaco.

¿Cómo actúa una droga psicoactiva?

Imagínate que las células son como habitaciones del gran templo que es tu organismo, los receptores de dichas células-habitaciones son sus cerraduras, y las hormonas o neurotransmisores son las llaves que abren o bloquean esas cerraduras. Un neurotransmisor u hormona que abra la cerradura, recibe el nombre de agonista, mientras que uno que atasque la cerradura e impida que se abra la puerta, es un antagonista.

La estructura química de las sustancias psicoactivas es muy similar a la de ciertos neurotransmisores u hormonas del SNC, por lo que pueden alterar temporalmente el funcionamiento habitual del organismo humano actuando como agonistas o antagonistas de los receptores celulares. Funcionan más como hormonas que como neurotransmisores, pues al ser consumidas penetran en el torrente sanguíneo como las secreciones glandulares y no únicamente en el cerebro, como ocurre con los neurotransmisores.

¿Cuál es la diferencia entre psicoactivos naturales y sintéticos?

Comúnmente se da por sentado que un psicoactivo natural es una planta cuyas hojas, tallos, raíces, segregaciones y/o frutos se pueden comer, fumar y/o beber en infusiones o decocciones; mientras que un psicoactivo sintético requiere algún tipo de síntesis o procedimiento químico de menor o mayor complejidad para extraer los principios activos de una planta con intención de consumirlos, o para manipularlos a fin de producir un nuevo compuesto químico previamente inexistente como tal en el mundo vegetal.

Muchas personas consideran que el organismo humano está más preparado para asimilar un psicoactivo natural que uno sintético, sin embargo, la mayoría de los químicos y farmacólogos opinan lo contrario. El farmacólogo Jonathan Ott por ejemplo, asegura que cualquier principio activo, ya sea sintetizado por una planta o por un químico profesional, tiene la misma estructura química y los mismos efectos biológicos; dice también que sintetizada por un profesional hay una garantía de mayor pureza con la ventaja de que es más higiénico y más fácil de consumir.

Como ejemplo cita al peyote asegurando que el principio activo que éste produce, la mezcalina, es exactamente la misma que la que puede hacer un químico y que es más agradable tomar el polvo blanco en una cápsula que ingerir un peyote crudo cuyo sabor es demasiado amargo y cuyo consumo muchas veces se lleva a cabo en condiciones que él encuentra poco higiénicas. Le parece que preferir comer una planta amarga es una reminiscencia del "miedo primal a los dioses" y explica: "Se piensa que las drogas y las vitaminas hechas por seres humanos no son naturales y son peligrosas, mientras que idénticas drogas y vitaminas hechas por plantas son dadas por dios y son seguras. Intentar hacer cosas formalmente hechas sólo por los dioses es cometer el pecado de Prometeo, ¡robar fuego de los dioses!" (Ott J. , Pharmacoteon, Natural Products Co, 1996)

Por contraposición, se puede argumentar que durante siglos, miles de personas han consumido el peyote de la misma forma que Ott encuentra antihigiénica y que, aunque gran parte de los efectos del peyote se deban a la acción de la mezcalina, en esta planta cactácea se han encontrado cerca de 50 alcaloides más que pueden contribuir a que la experiencia con la planta sea diferente a la de la cápsula de mezcalina pura; la peyotina, por ejemplo, presenta efectos narcóticos cuando se consume de forma aislada.

Aún no hay estudios suficientes acerca de la sinergia u efectos combinados que puede haber entre los distintos principios activos presentes en las plantas psicoactivas. Tal como se ha demostrado en el caso de las vitaminas, el cuerpo requiere ciertos componentes químicos para poder asimilarlas, ya que hay un equilibrio muy complejo en el sistema orgánico. Por ejemplo, una naranja, fuente natural de vitamina C, también contiene pequeñas cantidades de calcio, indispensable para que el organismo pueda asimilar la vitamina C. Para asimilar comprimidos de vitamina C, el organismo también requiere calcio y si no lo encuentra disponible en cantidades suficientes, utiliza el calcio almacenado en los huesos, por lo que una sobredosis continua de comprimidos de vitamina C puede llegar a resultar dañina.

Así es que mientras nuestro conocimiento siga siendo parcial y no total, seguiremos siendo Prometeos falibles y no dioses inmortales, lo cual no quiere decir que hay que decantarnos única y exclusivamente por las plantas psicoactivas, sino que debemos actuar con mucha consideración y cautela en estas cuestiones.

¿Los psicoactivos producen o desencadenan efectos?

Los efectos de las drogas psicoactivas sobre el SNC no están dados por sus cualidades intrínsecas, sino por su capacidad de afectar el funcionamiento ordinario del SNC.

Es decir, si un psicoactivo actúa como agonista de la serotonina, por ejemplo, potencia el efecto fisiológico de la serotonina; mientras que si actúa como antagonista, bloquea los receptores e impide que la serotonina realice su función biológica. Así, la ocupación de los receptores no produce ningún efecto distinto, sino que simplemente afecta la intensidad o la duración de los efectos habituales de los neurotransmisores u hormonas corporales. De tal forma que puede afirmarse que las drogas psicoactivas en sí, no producen ningún efecto anómalo sobre la mente humana, sino que sólo interfieren con los complejos mecanismos que regulan el SNC alterando o modificando temporalmente su funcionamiento habitual (o permanentemente si se abusa de algunas de ellas).

Incluso se ha llegado a decir que los psicoactivos actúan como meros catalizadores de ciertos efectos que produce el propio cerebro mediante sus propias drogas endógenas o neurotransmisores. Como ejemplo se cita el caso de la LSD que ya ha desaparecido completamente del organismo cuando apenas comienzan a manifestarse los efectos más álgidos tras su ingestión. Se cree que la LSD podría haber producido todo un desajuste o un reajuste (según la óptica) en el sistema serotoninérgico, y el retorno al estado ordinario de conciencia sería percibido como un "estado alterado o modificado" de la misma.

¿Cuáles son los neurotransmisores más involucrados con las drogas psicoactivas?

Serotonina:

La mayoría de las neuronas que sintetizan serotonina se localizan en el cerebro medio y en los denominados núcleos de rafe. Este neurotransmisor posee una amplia gama de receptores y está implicado en muy diversas funciones.

- Participa en la inducción de sueño, de tal forma que su ausencia produce insomnio.
- Tiene cierta actividad en la regulación de la temperatura corporal y el control del vómito.
- Es un neurotransmisor de las neuronas que transmiten las sensaciones de dolor.
- Está directamente involucrado en el control de los estados de ánimo, de las emociones, de la percepción sensorial y de funciones cognitivas superiores.
- Cuando se producen determinados estímulos sensoriales que ponen en alerta al individuo, su descarga cesa en forma inmediata. Actúa como una especie de filtro de señales externas que da primacía a los estímulos que se consideran importantes para facilitar la toma de decisiones.
- La lesión en neuronas serotoninérgicas produce activación motora y un aumento en la irritabilidad y la agresividad.
- Es posible que la serotonina tenga una actividad autorreguladora, ya que la presenciad e una determinada concentración de serotonina inhibe a las neuronas de los núcleos de rafe, impidiendo así la síntesis de más serotonina.

La degradación de este neurotransmisor, esto es, su transformación en una molécula inactiva, la lleva a cabo la enzima reguladora del sistema serotoninérgico: la enzima monoamino-oxidasa (MAO), que actúa en general oxidando el grupo amino de la molécula, que incluye además de la serotonina, a la melatonina, la adrenalina y cualquier molécula estructuralmente similar.

Se sabe que la LSD y la DMT pueden actuar como agonistas frente a receptores serotoninérgicos, o sea, son llaves capaces de abrir las habitaciones que sintetizan la serotonina.

Melatonina:
Se sintetiza a partir de la serotonina, principalmente en la glándula pineal, sede del alma, según los antiguos. Mientras su concentración en la sangre es alta hasta los siete primeros años, comúnmente decrece hacia el final de la pubertad, permaneciendo baja el resto de la vida.

- Está implicada en la regulación del reloj biológico de los seres humanos (ciclos de sueño-vigilia) y de la regulación fisiológica de la retina.

- Tiene efectos hipnóticos y actúa como fototrasductor, transformando las señales luminosas, como la presencia o ausencia de luz, en señales hormonales.

Basado en estas funciones, Raúl de la Flor Aguirre especula:

Recordemos que las concentraciones de melatonina son muy diferentes en la infancia y en la madurez y esto, aunado al papel que desempeña la serotonina como filtro de percepciones, puede ser la explicación de que bajo los efectos de un visionario seamos capaces de apreciar la belleza en las cosas más cotidianas... como un niño que se encuentra en fase de aprendizaje y cualquier cosa le parece novedosa, por eso fija su atención en las cosas más simples... En contrapartida, si la sustancia anula ese filtro de percepciones, podemos caer en estados de paranoia en los que cualquier percepción, que obviaríamos en condiciones normales, nos pone en alerta y hace que nos consideremos en peligro. (de la Flor Aguirre, Inferencias e interferencias, 2000)

¿Cuáles pueden ser las vías de administración de una droga?

Para que un fármaco logre actuar, en primer lugar debe ser introducido al organismo y en segundo lugar, debe llegar al sitio de acción. En el caso de los psicofármacos, este sitio de acción está localizado en alguna parte del Sistema Nervioso Central, un sistema al que es difícil acceder porque cuenta con una protección conocida como la barrera hemoencefalítica. Gracias a ella, no todo lo que entra a la sangre puede pasar hacia el cerebro y la médula espinal. Para lograrlo, las drogas psicoactivas deben ser liposolubles, ya que los lípidos (grasas) pueden atravesar fácilmente las membranas de la barrera.

Para introducir un psicofármaco al organismo existen básicamente tres vías de administración: oral (la ingestión de pastillas, grageas, tabletas, gotas, plantas, bebidas o alimentos que contengan alcaloides psicoactivos), pulmonar (a través del acto de fumar, por la aspiración de polvos o la inhalación de vapores) y parenteral (por medio de una inyección que puede ser intravenosa, subcutánea o intramuscular).

¿Cómo se determina la potencia de un psicoactivo?

La potencia de un psicoactivo depende del grado de afinidad que tenga con los neuroreceptores. Se dice que la LSD es el psicoactivo más potente que se conoce porque en la sustancia más afín a los receptores de la serotonina, dado lo cual se requiere una menor cantidad de LSD en el torrente sanguíneo para que se manifiesten sus efectos, que una de DMT, por ejemplo.

La afinidad es pues la facilidad con la que la llave encaja en la cerradura-receptor y la abre. La concentración mide el número de veces que se intenta girar la llave. Las moléculas menos afines necesitan mayores oportunidades para intentar abrir las puertas y dichas oportunidades se consiguen aumentando la concentración del psicoactivo en la sangre. Por eso es que conforme la afinidad sea mayor, mayor es su potencia.

¿Cómo se determina la toxicidad?

Lo tóxico de una droga no es la droga en sí misma sino las concentraciones de ésta en proporción a cierta medida, que en el ser humano es el kilo de peso. Existe una estrecha relación entre la concentración de una droga en el organismo y la cantidad de complejos que se forman. El efecto de una droga varía con esa concentración hasta alcanzar un valor máximo, pasado el cual ningún incremento en la concentración resulta más efectivo. La dosis activa media es definida como aquella que produce el 50% del máximo efecto obtenible en un grupo de personas o animales sometido a estudio, mientras la dosis letal media es aquella que causa mortalidad en el 50% de los miembros del grupo estudiado.

La toxicidad o el margen de seguridad de una droga están determinados por la proporción entre la dosis activa y la dosis letal. En la Aspirina®, por ejemplo, ese margen de seguridad es de 1/20, mientras que en la heroína es de 1/30 y en la LSD es de 1/650.

¿Qué son los efectos psicológicos?

Son el conjunto de sensaciones mentales que se producen en una persona bajo el efecto de cualquier sustancia psicoactiva. Hay dos aspectos que influyen profundamente en una experiencia con cualquier droga. Estos aspectos se conocen como el set y el setting:

1. El set se refiere a lo que el consumidor aporta personalmente a la experiencia: su fortaleza psíquica y física, las huellas mentales de su infancia, su aprendizaje vital, sus tendencias emocionales e intelectuales, sus motivaciones e intenciones, su preparación para la sesión. Es decir, el set es aquello que incumbe al individuo. (Ver más respecto al respecto en Cartografía de la experiencia psicoactiva)

2. El setting es el ambiente, tanto físico como humano, que rodea al consumidor durante la experiencia. En el setting se incluyen a las otras personas presentes durante la sesión. Es fundamental que con ellas exista una gran confianza para que la experiencia sea positiva, puesto que las sustancias psicoactivas pueden ampliar cualquier suspicacia existente.

Dos psicólogos norteamericanos (Schater y Singer) fueron los primeros en demostrar que una misma droga produce efectos diferentes en función del set y del setting. (Capdevila, 1995) En el transcurso de uno de sus experimentos pudieron probar, por ejemplo, que a una misma persona, la anfetamina le provocaba angustia si la consumía en un entorno social tenso y le producía euforia si la usaba en ambientes placenteros.

¿Qué son los efectos fisiológicos?

Se denomina así al conjunto de sensaciones físicas que se producen bajo el efecto de cualquier sustancia psicoactiva, tales como cambios en la temperatura corporal, alteraciones de la frecuencia cardiaca o la presión arterial, alteraciones perceptuales, etc.

Los efectos fisiológicos de un psicofármaco pueden verse condicionados por las afecciones orgánicas de la persona que los consume en un determinado momento y por la interacción con otros fármacos que se administren previa o simultáneamente, e incluso por la ingestión de ciertos alimentos que pueden inhibir o dificultar su asimilación.

¿Qué son los efectos secundarios?

Siempre que se emplea una droga persiguiendo un fin determinado -ya sea recreativo, ritual o terapéutico- se corre el riesgo de provocar al mismo tiempo reacciones secundarias a nivel fisiológico. Tomemos como ejemplo el caso de un psicofármaco que se vende mediante receta médica en cualquier farmacia, como es el caso del clorhidrato de metilfenidato de nombre comercial Ritalín®. Está definido como un estimulante ligero del sistema nervioso central. Cuando se usa terapéuticamente para vencer la narcolepsia (caracterizada por somnolencia diurna, episodios de sueño inhabituales y pérdida del tono muscular voluntario), las reacciones secundarias y adversas pueden ser las siguientes:

1. *Sistema nervioso central y periférico: Nerviosismo e insomnio son los efectos indeseados más comunes al principio del tratamiento y suelen controlarse reduciendo la dosificación y dejando de tomar el medicamento por la tarde o la noche. La pérdida de apetito es frecuente pero pasajera. También pueden producirse cefaleas, somnolencia, vértigo, discinesia, dificultades de la acomodación y visión borrosa. Se han reportado casos aislados de hiperactividad, convulsiones, calambres musculares, movimientos coreoatetoides, tics o exacerbación de tics ya existentes y síndrome de Tourette.*

2. *Se han registrado casos aislados de psicosis tóxica (a veces con alucinaciones visuales y táctiles) que remitieron al cesar la administración de Ritalín. También se han registrado casos de depresiones transitorias aunque no se ha establecido un nexo de causalidad definido.*

3. *Tracto gastrointestinal: Pueden aparecer molestias abdominales, náuseas y vómitos al principio de la terapia y pueden aliviarse tomando alimentos al mismo tiempo.*

4. *Aparato cardiovascular: Taquicardia, palpitaciones, arritmias, cambios en la presión arterial y la frecuencia cardiaca (generalmente un incremento) y angina de pecho.*

5. *Piel y/o reacciones de hipersensibilidad: Erupción, prurito, urticaria, fiebre, artralgia, alopecia. En casos aislados púrpura hemorrágica, dermatitis exfoliativa y eritema multiforme.*

6. *Otras: Es posible que se reduzca moderadamente el aumento de peso y se retrase un poco el crecimiento en la estatura de los niños en el tratamiento prolongado.* (Edición 40, 1994)

Así es que, después de revisar la historia clínica de un paciente que sufre narcolepsia, el terapeuta decidirá si vale o no la pena que su paciente afronte las reacciones secundarias que lo librarán de la narcolepsia.

¿Qué significa tolerancia?

La tolerancia se define como la necesidad de un aumento en la dosis para producir un efecto dado. Esta necesidad se genera porque la mayoría de las interacciones entre un receptor y una droga eventualmente producen el fenómeno de desensibilización: continuas o repetidas administraciones de una droga producen progresivamente un efecto menor.

Entre los complejos mecanismos involucrados en este fenómeno se encuentran la eliminación de los receptores de la membrana celular después de la exposición prolongada a un agonista, o el paso del receptor a un estado refractario (no responsivo) en presencia de un agonista, en cuyo caso la activación no se lleva a cabo. La desensibilización es un fenómeno reversible. Aunque la recuperación de los receptores requiere horas o días, puede agilizarse con la administración de un antagonista.

¿Qué es la dependencia física?

Es la alteración del estado fisiológico que se produce ante la exposición repetida de ciertas drogas y que provoca la necesidad de seguir consumiéndola con el fin de prevenir la aparición de un síndrome de abstinencia. Esta alteración supone el desarrollo de cambios biológicos en los que dichas drogas se integran de alguna manera al funcionamiento habitual del cerebro. Por ello se le conoce también como neuro adaptación.

De acuerdo al doctor Brailowsky (Brailowsky, 1995), un experto en neurociencias, el desarrollo de la dependencia no supone forzosamente que el individuo tenga determinados problemas psicológicos para que se vuelva adicto, puesto que se han identificado factores genéticos que hacen a ciertas personas más susceptibles a desarrollar dependencias específicas a ciertas drogas y no a otras.

¿Qué es el síndrome de abstinencia?

Es la respuesta física de un organismo ante la retirada abrupta del suministro de ciertos fármacos. La intensidad de esta respuesta puede variar dependiendo tanto del grado de habituación, como de las características de la droga. La presencia o ausencia de un síndrome de abstinencia es el mejor indicativo para determinar si una droga genera o no dependencia física, ya que no todas la producen. Hay algunas que sólo generan lo que se conoce como dependencia psíquica.

¿Qué son las endorfinas y cuál es su relación con la dependencia y el síndrome de abstinencia?

Investigaciones recientes han lanzado nueva luz sobre la naturaleza bioquímica de la dependencia. En el interesante libro del Dr. Charles F. Levinthal, Mensajeros al paraíso (Levinthal, Mensajeros al paraíso, 1989) se narra la historia del descubrimiento prácticamente simultáneo de los llamados receptores opiáceos. En 1973 tres laboratorios en Nueva York, Baltimore y Uppsala informaron de manera simultánea e independiente acerca del asombroso descubrimiento de los receptores opiáceos específicos en el cerebro humano. Se les llama opiáceos a los derivados del opio como heroína, morfina y codeína.

La existencia de receptores específicos para estos químicos, sugirió que el cuerpo humano debería producir sus propios opiáceos internos, ya que era difícil pensar que los receptores de dichas substancias estuviesen allí sólo para actuar en combinación con los opiáceos provenientes del exterior del organismo. Dos años después un par de investigadores ingleses encontraron algunos de esos opiáceos internos aislándolos en cerebros de cerdos. Los primeros opiáceos internos fueron cadenas de péptidos que recibieron el nombre de encefalinas, del término griego para designar al cerebro. Posteriormente se encontraron cadenas más grandes de péptidos que resultaron ser 40 veces más poderosas que la encefalina y 100 veces más que la morfina. A éstas y otras sustancias similares que fueron descubiertas posteriormente se les llamó endorfinas, queriendo dar a entender que eran morfinas internas.

Las endorfinas son neurotransmisores químicos que cruzan el espacio llamado sinapsis entre las células cerebrales para estimular los receptores de las células vecinas. La ubicación de los receptores opiáceos sugiere la manera en que los opiáceos, ya sea interno o externo, ejercen su efecto. Básicamente se les encuentra en el cuerpo calloso del cerebro que es el núcleo de la mayor parte de las emociones fuertes como miedo, ira, amor y depresión; y en el tálamo medio que transmite al cerebro los impulsos de dolor que se generan en el cuerpo. Debido a ello los opiáceos pueden interferir con las señales de dolor corporal y también pueden tener efectos sobre las emociones fuertes.

Se cree que cada receptor es específico para un tipo de substancia; esto es, que sólo responde ante cierto tipo de agentes químicos. Los receptores de endorfinas responden no sólo ante ellas, sino ante todos los derivados naturales y sintéticos del opio. A éstos últimos se les conoce como opioides y se usan bastante en la medicina contemporánea, como es el caso del fentanil y la metadona.

El número de tipos de receptores en el cerebro puede ser virtualmente ilimitado. A la fecha se han descubierto receptores específicos para otras substancias externas además de los opiáceos y los opioides, como es el caso del diazepam (Valium®).

La teoría actual para explicar la dependencia física a los opiáceos sostiene que las endorfinas pueden actuar de la misma forma que las hormonas. Cuando el cuerpo detecta altas concentraciones de alguna hormona, la glándula pituitaria encargada de producir las substancias que provocan la liberación de hormonas, suspende la producción. De la misma manera, cuando las concentraciones detectadas son bajas, esta glándula eleva sus funciones.

De acuerdo con esta teoría, cuando una endorfina artificial, como la heroína por ejemplo, comienza a instalarse en los receptores de los opiáceos internos, provoca una especie de engaño cerebral y el cuerpo se va con la finta. El sitio donde se producen las endorfinas recibe un mensaje destinado a detener la producción. Cuando ésta se suspende y al mismo tiempo se retira la heroína, el sistema enfrenta una carencia repentina del neurotransmisor químico. Los centros de producción de endorfina no pueden activarse con la rapidez suficiente para enfrentar el déficit y entonces aparece lo que se conoce como síndrome de abstinencia. Sólo a través de un nuevo envío de heroína se puede obtener un alivio rápido. En esta teoría está implícita la posibilidad de que el uso reiterado de heroína, provoque a largo plazo un desequilibrio crónico en la producción natural de endorfinas, lo cual podría explicar el ansia de un consumidor consuetudinario cuando se le retira la droga.

El descubrimiento de las endorfinas junto con sus receptores ha sugerido también otras hipótesis bastante interesantes. La primera propone que la tendencia hacia el uso reiterado de cualquier opiáceo puede reflejar una deficiencia cerebral de endorfinas. Quizá sea posible que "la personalidad con tendencia a la adicción", como la llaman los psiquiatras, sea producto de un déficit en la producción natural de estos neurotransmisores. Esta hipótesis pueden confirmarla bastantes "primerizos" a quienes la iniciación con algún opiáceo les ha resultado desagradable, mientras que a cualquier persona que padezca un dolor crónico, de inmediato le resulta un alivio. Avram Golstein ha trazado una analogía con un diabético incapaz de decir que exista una necesidad física de insulina:

> *Si la insulina estuviese disponible (tal vez en un mercado ilícito), la gente normal la hallaría muy desagradable, pues causaría hipoglucemia, debilidad, mareos, etc. Pero los diabéticos descubrirían, con su primera "dosis", que se sienten normales por primera vez en sus vidas, y ciertamente llegarían a cualquier extremo para conseguir insulina de allí en adelante... La morfina*

¿Qué es y con qué se compara la marihuana?

experimentalmente administrada es desagradable para muchos sujetos normales, por contraste con los efectos euforigénicos en los adictos. (Levinthal, Mensajeros al paraíso, 1989)

Otra teoría parte de una inquietante pregunta: si las endorfinas nos libran del dolor y nos proporcionan placer ¿por qué entonces no nos volvemos adictos a nosotros mismos? La respuesta tentativa es que las cantidades en que normalmente actúan las endorfinas humanas están "a distancia sideral" de las cantidades de morfina o heroína que llegan al cerebro desde afuera; de tal manera que cuando el cerebro detiene su producción de endorfinas, se acostumbra a la presencia de los excedentes y comienza a depender cada vez más de la fuente externa. Al ir en aumento esa dependencia, se crea un círculo vicioso: puesto que la producción interna se ha cortado, dejar de abastecerse resulta inaceptable para el cerebro. Presumiblemente es por eso que, durante los periodos de abstinencia, el adicto puede llegar a sufrir verdaderos tormentos debido a las sensaciones físicas y psicológicas.

¿Qué es la dependencia psíquica?

Significa que un individuo ya no puede sentirse confortable o relajado sin el consumo de una droga. Este mecanismo tiene poco o nada que ver con el cuerpo, pero mucho con los sentimientos de temor, dolor, vergüenza, culpa, soledad, ansiedad, etc. En estos casos la droga se usa para olvidar los problemas que deberían ser resueltos.

En virtud de ciertos antecedentes (abandono, abuso sexual, soledad) algunas personas están más predispuestas que otras a adquirir una dependencia mental hacia el uso de ciertas drogas. (Ver más al respecto en el apartado de Adicción)

¿Todos los usuarios de drogas llegan a desarrollar dependencia física y/o psíquica?

Definitivamente no. Hay un gran porcentaje de personas capaces de auto regularse y tener un consumo moderado de drogas psicoactivas. También hay muchas personas que las prueban una sola vez o en algunas pocas ocasiones y no vuelven a consumirlas nunca más. Esto se muestra claramente en las estadísticas de consumo, pues no todos los que responden afirmativamente a la pregunta de si han probado substancias psicoactivas alguna vez en su vida, responden lo mismo cuando se les pregunta si lo han seguido haciendo o si lo han hecho en el último mes.

Los porcentajes son muy altos para el primer caso en relación a los que han seguido con el consumo.

¿Cuál es la diferencia entre hábito, dependencia y adicción?

La Convención de Ginebra de 1925 dio origen al Comité Permanente, que posteriormente se transformó en Comité de Expertos en Drogas que Producen Toxicomanía (según la traducción oficial de Naciones Unidas el término equivalente en castellano para la palabra addiction es toxicomanía). Una de sus tareas era definir addiction, cosa que para la Convención de Ginebra de 1931, todavía no lograba hacer satisfactoriamente. Ante las diversas presiones, varios años después se optó por hacer uso de una referencia expuesta en un pronunciamiento de la Organización Mundial de la Salud. Con ella el Comité de Expertos distinguía las drogas productoras de hábito de las drogas productoras de dependencia. La adicción se definió entonces como:

1) Estado de intoxicación crónica y periódica originada por el consumo repetido de una droga, natural o sintética, caracterizada por:
   a) Una compulsión a continuar consumiendo por cualquier medio.
   b) Una tendencia al aumento de la dosis.
   c) Una dependencia psíquica y generalmente física de los efectos.
   d) Consecuencias perjudiciales para el individuo y la sociedad.
   (ONU, Serie de informes técnicos, 1957)

Por contraposición, el simple hábito era "un estado debido al consumo repetido de una droga, un "deseo" y no una compulsión, con "poca o ninguna tendencia al aumento de la dosis y cierta dependencia psíquica, pero sin dependencia física", cuyos efectos en "caso de ser perjudiciales se refieren sobre todo al individuo".

Ninguna de las definiciones fue aceptada por la comunidad de toxicólogos ya que ambas carecían de requisitos lógicos y elementos cuantificables. Las distinciones entre deseo y compulsión, tendencia y poca tendencia, intoxicación crónica y estado debido al consumo repetido, resultaban a todas luces "retóricas y no científicas". Aunque el Comité no ha sido capaz de justificar, ya no digamos fundamentar en términos científicos, las recomendaciones y decisiones de la máxima autoridad internacional, no por ello las substancias prohibidas han dejado de estarlo y se sigue dando por sentado que todo el mundo se refiere a lo mismo cuando utiliza las palabras adicción y adicto. (Consultar otras definiciones y conceptos al respecto en el apartado dedicado a la Adicción)

¿Qué es y con qué se compara la marihuana?

En la actualidad, la definición más comúnmente aceptada es la de la American Psychiatric Association ofrecida por primera vez en 1994, que ya no utiliza el término de adicción sino el de dependencia.

Dependencia a una sustancia: Patrón mal adaptado de abuso de una sustancia que produce trastornos o dificultades físicas importantes desde un punto de vista clínico, siempre que se manifiesten tres (o más) de los factores abajo expuestos en cualquier momento, dentro de un periodo de 12 meses:

1. Tolerancia, definida en cualquiera de los siguientes términos:
   a. Necesidad de consumir una cantidad notablemente superior de la sustancia a fin de conseguir la intoxicación o el efecto deseado.
   b. Efecto marcadamente menor con el uso continuo de la misma cantidad de una sustancia.
   c. Consumo de una sustancia (o en su defecto, otra de la misma clase) a fin de evitar los síntomas de abstinencia.
2. Abstinencia, definida en cualquiera de los siguientes términos:
   a. Síndrome de abstinencia característico de la sustancia.
   b. Consumo de una sustancia (o en su defecto, otra de la misma clase), a fin de evitar los síntomas de abstinencia.
3. Consumo de una sustancia a menudo en grandes cantidades o durante periodos de tiempo más largos de los pretendidos inicialmente.
4. Existencia de un deseo persistente o de esfuerzos inútiles por reducir o controlar el uso de la sustancia.
5. Empleo exacerbado del tiempo en actividades relacionadas con la obtención de la sustancia (p.ej. acudir a muchos médicos o conducir largas distancias), su consumo (p.ej. fumar encadenadamente) o la recuperación de sus efectos.
6. Abandono o reducción de actividades importantes de carácter social, ocupacional o recreativa derivadas del uso de la sustancia.
7. Consumo continuado de la sustancia a pesar de conocer la existencia de un problema persistente o recurrente, ya sea de índole física o psicológica, que con toda probabilidad ha sido motivado o exacerbado por la sustancia (p.ej. el consumo habitual de cocaína, independientemente de saber que produce depresiones, o el consumo continuado de bebidas alcohólicas a pesar de saber que ello empeora una úlcera).

Se diagnosticará abuso de una sustancia con dependencia fisiológica si hay pruebas que demuestran la existencia de tolerancia o abstinencia.

Se diagnosticará abuso de una sustancia sin dependencia fisiológica si no hay pruebas de la existencia de tolerancia o de abstinencia.

¿Cómo se puede adulterar una droga?

A raíz de la prohibición, la avaricia de los narcotraficantes imposibilita cada día más la obtención de sustancias puras, ¿por qué ganar menos vendiendo un buen producto cuando se puede ganar más adulterándolo sin peligro de ser sancionado por las instituciones de salud? En el mundo de la venta y la reventa de fármacos prohibidos, presidido por el lucro, el engaño y la traición, el consumo puede pagarse con la muerte.

Las drogas pueden adulterarse con un sinfín de elementos que van desde sustancias inocuas hasta neurotoxinas que provocan daños físicos irreversibles o compuestos químicos insolubles que ocasionan la muerte de quienes las usan por vía intravenosa. Es pues verdaderamente necesario estar alerta sobre el origen y la pureza de las drogas ilegales cuando se pretende consumirlas. Existen diversos medios, algunos empíricos y otras químicos, para constatar la pureza de una droga (ver el apartado de "formas de adulteración" en las páginas de los diferentes psicoactivos).

En algunos países es posible adquirir un reactivo llamado Marquis, consistente en ácido sulfúrico y formaldehido. Las instrucciones de este producto explican que, después de verter el contenido de la botella en una pequeña cantidad de la droga a analizar, el reactivo se vuelve violeta con los opiáceos y amarillo/naranja/marrón con las anfetaminas y drogas similares. La ausencia de color indica que ninguna de ellas está presente.

¿Cómo se clasifican las drogas a nivel científico?

A pesar de la enorme variedad en los efectos de las distintas drogas, tanto a nivel médico como a nivel empírico se acepta que existen tres clasificaciones principales:

-Psicolépticos (depresores o drogas de paz):
Comprenden las sustancias que determinan relajación y depresión de la actividad mental e incluyen los hipnóticos, sedantes o ansiolíticos, los neurolépticos o antipsicóticos, los solventes industriales y el alcohol, así como los derivados naturales y sintéticos del opio.

¿Qué es y con qué se compara la marihuana?

-*Psicoanalépitcos (estimulantes o drogas de energía):*
Éstos aumentan la actividad mental y nerviosa como el tabaco, las anfetaminas, metanfetaminas y los derivados anfetamínicos; la coca, la cocaína y el crack; y los antidepresivos.

-*Psicodislépticos (enteógenos, psicodélicos, visionarios o drogas de excursión psíquica):*
Sustancias químicas capaces de producir fenómenos mentales no ordinarios, como alteraciones de la sensopercepción, del humor y de la conciencia; como en el caso de la ayahuasca, el peyote, los hongos psicoactivos, el cornezuelo y sus respectivos alcaloides (harmalina, DMT, mezcalina, psilocina, psilocibina, LSD); y los alucinógenos propiamente dichos que son el del grupo de solanáceas psicoactivas a las que pertenece la belladona, el beleño, la mandrágora, el toloache y el floripondio.

A estas tres clasificaciones principales se suman la de entactógenos, drogas de síntesis o drogas de diseño como la MDA, MDMA o Éxtasis; la de anestésicos tradicionales como el óxido nitroso, éter y cloroformo, y anestésicos disociativos para la ketamina y la fenciclidina.

Por último encontramos al inclasificable cáñamo consumido en forma de marihuana y hachís

¿Cómo se clasifican las drogas a nivel legal?
Los fármacos sujetos a control internacional por la Organización Mundial de la Salud (OMS) se encuentran divididos en cuatro Listas (4):

En la Lista I figuran aquellas sustancias que están totalmente prohibidas, excepto para fines científicos y médicos muy limitados. Aquí se encuentran las llamadas drogas duras (opio, morfina, cocaína, heroína), junto a las llamadas drogas de diseño (MDA, XTC) y las sustancias más inocuas para el organismo como los visionarios (mezcalina, LSD, psilocina, psilocibina, DMT). Todas ellas sólo pueden ser manejadas por personas debidamente autorizadas en centros médicos o científicos bajo la fiscalización directa de los gobiernos y con su aprobación expresa. Las disposiciones de esta lista, que son muy estrictas, someten cualquier otra actividad, como la fabricación, el comercio, la distribución o la posesión, a permiso especial y autorización previa, siempre bajo la estrecha supervisión del gobierno. La exportación o importación de estas sustancias está prohibida, excepto mediante procedimientos muy específicos en los que exportador e importador han de estar autorizados por las autoridades competentes.

Por su parte, las Listas II, III y IV del Convenio Internacional comprenden todas las drogas que se venden bajo receta médica como los barbitúricos, ansiolíticos, anfetaminas, estimulantes sintéticos, etc. Estas listas disponen que cada una de las partes ha de aplicar medidas específicas de fiscalización establecidas por el Convenio, así como otras medidas que se consideren adecuadas para limitar a fines médicos o científicos, la fabricación, la exportación, la importación, la distribución, el almacenamiento, el comercio, el uso y la posesión. Las sustancias enumeradas en estas listas pueden exportarse o importarse, fabricarse o distribuirse únicamente mediante permisos otorgados por los gobiernos u organizaciones de fiscalización similares. Por supuesto, para que la población pueda aprovechar los efectos terapéuticos de esas sustancias, los médicos pueden expedir recetas, con sujeción a las prácticas y normas médicas adecuadas, en particular en cuanto al número de veces que se pueden despachar, la duración de su validez, el etiquetado correcto y las advertencias necesarias.

¿Qué es enteógeno?

Es un neologismo acuñado en el año 1979 por un equipo de investigadores formado por Robert Gordon Wasson, Jonathan Ott, Albert Hofmann y Ruck. Proviene de la raíz griega theos (dios), el prefijo en (dentro) y el sufijo gen (que despierta o genera), y que por tanto viene a significar: "el que genera dios en mí".

Desde un punto de vista etnológico, es un concepto adecuado para referirse a las sustancias de origen vegetal que el ser humano ha consumido a lo largo de toda la historia, tales como los hongos Claviceps purpurea (precursor de la LSD), la Amanita muscaria o las diferentes variedades de cuyos principios activos son la psilocina y psilocibina; los cactus como el peyote o el San Pedro que contienen mezcalina; la bebida ceremonial llamada ayahuasca preparada con dos tipos de plantas que contienen alcaloides de la harmala y DMT, etc. En opinión del antropólogo e investigador Josep María Fericgla:

> *Es preferible el término enteógenos a cualquier otro de los propuestos hasta ahora (psicodélicos, psicotomiméticos, psicodélicos, psicodislépticos, alucinógenos, etc.) Durante toda la historia de la humanidad se han consumido enteógenos con una actitud de profundo respeto y con la finalidad de auto inducirse estados de éxtasis que permitieran al ser humano el contacto con aquello que de profundo, trascendente y misterioso tenemos. Es decir, lo que se condensa en la categoría arquetípica de "divinidad". En medios científicos especializados de todo el mundo es un neologismo cada día más aceptado y usado, a pesar de la discusión general de conceptos de "divinidad"... se trata de una categoría etnológica más que teológica... Incluso de habla ya de "enteología" (el estudio de los enteógenos) y de "enteobotánica" (estudio de las plantas con efectos enteógenos).* (Fericgla J. M., 2000)

(Ver más al respecto en Plantas y alcaloides visionarios)

¿Qué es visionario?

Es otro término que se utiliza para denominar a los enteógenos. Investigadores tan reputados como los Shulgin o Antonio Escohotado, señalan que las experiencias místicas o extáticas sólo son un potencial y no una garantía del uso de este grupo de psicoactivos. Adicionalmente Escohotado encuentra que el término enteógeno "es más ideológico que objetivo y recuerda excesivamente el ámbito de lo religioso"; dado lo cual se inclina por la palabra visionario, que le parece suficientemente secularizada o laica. Según explica: "la visión es una visión privilegiada del acontecer... cuando alguien dice que ha tenido una visión se refiere a que sintió o percibió lo que esa persona intuía que se podía percibir o sentir sobre cierto asunto, dejándose de lado todo subjetivismo". (Aguirre Martínez C. y., 2000)

Dejar de lado todo subjetivismo parece imposible, pero dentro de las gradaciones entre lo más subjetivo y lo menos subjetivo, quizá visionario sea menos subjetivo que enteógeno y sobre todo más genérico, ya que incluye las experiencias del conjunto de personas que no llegan a experimentar estados que puedan calificarse como místicos o espirituales dados los parámetros convencionales.

Preguntas Frecuentes

(Ver más al respecto en Plantas y alcaloides visionarios)

¿Qué es un chamán?

La palabra chamán proviene de un vocablo de origen siberiano chaman que identifica hombre-dios-medicina. Mircea Eliade, investigador rumano que realizó la primera recopilación sobre el chamanismo y cuyos libros son textos clásicos obligados para su estudio, define al chamanismo como la técnica del éxtasis o trance, y al chamán como el gran especialista del alma humana que tiene la capacidad de realizar viajes hacia la región de los espíritus y desde allí puede armonizar la realidad.

(Ver más al respecto en el apartado de Chamanismo)

¿Qué son los chamanismos?

De acuerdo al antropólogo e investigador Josep María Fericgla, autor de Los chamanismos a revisión, no se puede hablar de chamanismo como un fenómeno único y coherente, sino de chamanismos, ya que estrictamente no existe un solo tipo de chamán sino diversos. Él los divide básicamente en dos fenómenos con sus respectivas subdivisiones, el chamanismo clásico y el chamanismo de consumo. De este último dice que llena las carencias y aspiraciones de los Occidentales ávidos de escapes y dispuestos a pagar por una experiencia exótica, "pues se ha convertido en un simple producto más para ser vendido en el mercado de creencias y espectáculos en que hemos convertido la Tierra". Para él, "la existencia de un chamán exige ineludiblemente un contexto cultural chamánico. Por contraposición, asegura que "hay que entender el chamanismo clásico como un campo específico en el que se dan profundas experiencias estructurantes, que tanto afectan el mundo individual como el social". (Fericgla J. M., 2000)

Desde su punto de vista las prácticas chamánicas clásicas habitualmente actúan como fuente de revelación interior que ofrece alguna respuesta a las grandes incógnitas humanas de tipo ¿para qué existimos?, ¿cuál es el sentido del dolor y el sufrimiento?, ¿hacia dónde me dirijo?, ¿qué hay antes y después de esta forma de vida que nos es dado experimentar? ¿Qué soy? ¿Quién soy? Dice que estas respuestas, en el contexto del chamanismo clásico, se obtienen por medio de "los estados disociados de la mente", estados generalmente inducidos por el consumo de drogas enteógenas y/o por trances rítmicos o de otro origen, como las alteraciones en el ritmo respiratorio: "Con ello, pues, el chamanismo se

¿Qué es y con qué se compara la marihuana?

convierte en el primer sistema histórico organizado para buscar el equilibrio psíquico y físico del ser humano." (Fericgla J. M., 2000)

(Ver más al respecto en el apartado de Chamanismo)

¿Qué es chauvinismo farmacológico?

Jonathan Ott, el famoso farmacólogo autor de libros clásicos dentro del ámbito de las sustancias psicoactivas como el Pharmacoteon, ha acuñado el término de "chauvinismo farmacológico" para referirse a los "prejuicios en cuanto a fármacos", esto es, "alabar el fármaco de preferencia de uno, en perjuicio de los fármacos de predilección ajena, que frecuentemente vienen a ser estigmatizados". (Piñeiro, Psiconautas, exploradores de la Consciencia, 2000)

Índice de psicoactivos

¿Qué es un psicoactivo?

Desde el punto de vista de la ciencia, fármaco o droga es toda sustancia química de origen natural o sintético que afecta las funciones de los organismos vivos. Los fármacos que afectan específicamente las funciones del Sistema Nervioso Central (SNC), compuesto por el cerebro y la médula espinal, se denominan psicoactivos. Estas sustancias son capaces de inhibir el dolor, modificar el estado anímico o alterar las percepciones, por ejemplo.

Estos son los psicoactivos más conocidos:

2-CB	Alcohol	Amanita
Anfetamina	Antidepresivos	Antipsicóticos
Ayahuasca	Azúcar	Beleño
Belladona	Cafeína	Cocaína
Crack	Derivados anfetamínicos	DMT
DOM y DOB	Éter y cloroformo	Fenciclidina
(PCP)	Floripondio	GHB
Hachís y aceite	Heroína	Hongos psicoactivos
Iboga	Litio	LSD
Ketamina	Marihuana	Mandrágora
MDA	MDEA y MBDB	MDMA (éxtasis)
Metadona	Metanfetamina	Morfina
Nitritos	Ololiuqui	Opio
Óxido Nitroso	Peyote	San Pedro
Sedantes	hipnóticos	Ska Pastora
(Salvia divinorum)	Smartdrugs	Solventes industriales
Tabaco	Toloache	

¿Los psicoactivos son dañinos?

El hecho de que los psicoactivos actúen como remedios o como venenos depende de:

¿Qué es y con qué se compara la marihuana?

1) su grado de pureza,
2) las dosis y las modalidades de empleo,
3) las condiciones de acceso y las pautas culturales de consumo,
4) el estado físico, emocional, mental y espiritual del usuario.

Los mismos psicoactivos pueden resultar benéficos o dañinos, terapéuticos o tóxicos, según quien, cuando, cuanto, cómo y con qué fin los consuma. Por desgracia existe una gran desinformación al respecto que -aunada a una serie de mitos y prejuicios- repercute sobre la salud, el calificativo moral e incluso el trato cívico y legal de sus consumidores.

Clasificación de los psicoactivos por grupo en este libro:

Drogas de anestesistas

Drogas de psiquiatras

Drogas socialmente aceptadas

El brío de la coca

Las aminas estimulantes

Plantas solanáceas

Visionarios

Drogas de diseño y smartdrugs

Drogas que no parecen tales

El cáñamo de las Indias

La adormidera y los opiáceos

Los inhalantes

Plantas y alcaloides

¿Cuál es la diferencia entre drogas, fármacos y medicinas?
El término pharmacon era utilizado en la antigüedad para describir tanto a los medicamentos como a los venenos, y no había distinción terminológica entra aquellos con utilidad terapéutica sobre el cuerpo físico o sobre el cuerpo mental, como es el caso de las sustancias capaces de alterar la conciencia. Desgraciadamente, lo que antes era sinónimo hoy se encuentra disociado.

Aún cuando fármaco y droga continúan empleándose de manera indistinta dentro de la literatura especializada, en la percepción popular se consideran cosas diferentes por completo. Ahora se habla de medicinas y de drogas. Se dice que las medicinas alivian el sufrimiento, luchan contra la muerte, son buenas y se venden en farmacias. Se cree que las drogas originan trastornos severos, provocan la muerte, son malas y por eso están prohibidas.

Bajo esta lógica, considerar al agua como un veneno parecería broma, no obstante, tres o cuatro litros producen envenenamiento mortal en los

30

niños; mientras que en un adulto, más de veinte litros diarios generan una secreción excesiva de orina y una propensión a la retención de cloro que ocasiona la deshidratación celular y eventualmente la muerte. El curare es un buen ejemplo de un pharmacon, un remedio que es a la vez un veneno. En dosis altas es uno de los venenos más poderosos que existe y en dosis bajas es un anestésico local. Los jíbaros lo usan para envenenar los dardos de sus cerbatanas cuando van a la selva a cazar animales pues en dosis elevadas paraliza totalmente los músculos y las presas mueren por asfixia. Pero los cirujanos también lo usan en dosis muy bajas para relajar los músculos de sus pacientes en operaciones que requieren incisiones abdominales.

Otro ejemplo: el psicoactivo MdMA, mejor conocido como éxtasis. En las primeras etapas de investigación científica previas a su prohibición, demostró tener notables utilidades terapéuticas en psicoterapia; pero después de su prohibición, el uso irresponsable de este fármaco ocasionó la muerte de varios jóvenes en Europa debido al desconocimiento de su utilización y actualmente está provocando diversos trastornos en personas que abusan de él en todo el mundo.

Así es que, concluyendo:

- No hay diferencia entre un fármaco, una medicina y una droga.
- Cualquier sustancia psicoactiva puede servir como remedio o como veneno dependiendo de las circunstancias en las que sea utilizada.

Drogas que no parecen tales

AZUCAR   CAFEINA

Resulta innegable que a partir de su aparición, el azúcar ha jugado un papel clave en gran parte de los sucesos transcurridos en el desarrollo de la humanidad. Los imperios español, inglés y francés -entre otros- hicieron uso del dulce para enriquecerse. Al azúcar se le menciona como una de las causas que desataron las Cruzadas, se le atribuye la responsabilidad sobre el tráfico de esclavos hacia América, se le acusa de ocasionar toda una serie de plagas inexistentes antes de su aparición, como el escorbuto y lo que hoy se conoce como diabetes y actualmente comienza a ser identificada como una de las principales causantes de enfermedades nerviosas, especialmente entre los niños.

Por su parte, otra droga tan inocua a los ojos de las mayorías, como es la cafeína, ha transitado también por diversas prohibiciones y ha sido motivo de disputas internacionales. Su producción y comercio determinaron el destino de las antiguas potencias, tal como hoy en día determinan los enormes ingresos de al menos dos de las nuevas potencias: las transnacionales de productos farmacéuticos y alimenticios.

El cafeto, las hojas de té, el cacao y la nuez de kola son las principales fuentes de la cafeína, una droga psicoactiva perteneciente al grupo conocido como las metilxantinas. Los efectos estimulantes de las metilxantinas provienen de su interacción con los receptores de la adenosina y se observan a varios niveles del organismo: en el sistema nervioso, en la respiración y en el músculo cardíaco. Tienen también un efecto diurético, esto es, aumentan la excreción de orina, dilatan los bronquios y estimulan el metabolismo basal.

Las transnacionales dedicadas al comercio del azúcar, el café, el té, el chocolate y las bebidas de cola, se cuentan entre las más poderosas del mundo, por lo que sin lugar a dudas, en este capítulo se analizan los psicoactivos de mayor venta a nivel mundial. Algunos autores como el Dr. Bruker, William Dufty, Laura Urbina y Nancy Appleton afirman que por ello mismo, la información sobre estas drogas es una de las más escasas, manipuladas y poco difundidas dentro de la historia de las drogas. Los intereses económicos que hay detrás de ellas, concretamente en el caso del azúcar, han sido lo suficientemente poderosos como para suspender, retrasar e incluso tergiversar la realización de estudios científicos concluyentes respecto a las repercusiones físicas y psicológicas del uso cotidiano de esta droga a largo plazo.

Datos generales

Origen
El azúcar no era conocida en la antigüedad. Ninguno de los libros antiguos la menciona. Los profetas sólo consignan unas cuantas cosas sobre la caña de azúcar, un raro y caro lujo importado de tierras lejanas. Se atribuye al imperio persa la investigación y el desarrollo del proceso que solidificó y refinó el jugo de la caña, conservándolo sin fermentación para posibilitar su transporte y comercio. Esto ocurrió poco después del año 600 de nuestra era y comenzó a usarse como medicina. En esa época, un trocito de azúcar era considerado como una rara y preciada droga. La llamaban sal India o miel sin abejas y se importaban pequeñas cantidades a un gran costo. Herodoto la conocía como miel manufacturada y Plinio como miel de caña.

Etimología
Durante la época de Nerón un escritor le puso el nombre de saccharum. Dioscórides hace referencia a «una especie de miel sólida llamada saccharum, que se encuentra en las cañas en la India y en la Arabia; tiene la consistencia de la sal y es crujiente». El nombre en latín medieval para un trozo de esa preciosa sustancia fue substituido más tarde en occidente por el de azúcar. La palabra original en sánscrito continuó siempre relacionada con sal de India, sobreviviendo su transición a través de las lenguas del imperio árabe y de las lenguas latinas. De hecho el sánscrito khanda se convirtió en la palabra candy (caramelo) en el idioma inglés.

Química

Identificación
El azúcar se produce a través de un proceso químico a partir del jugo de caña o de remolacha, eliminando toda la fibra y las proteínas que forman el 90% de dichas plantas.

En su libro Veneno en el alimento, el Dr. Lezner describe el proceso de extracción del azúcar en los siguientes términos:

> *Las remolachas se cortan en trozos después de lavarlas y luego se lixivian. Para dejar limpio el líquido que contiene el azúcar, se le añade cal. En este momento, la reacción alcalina destruye casi todas las vitaminas. En el líquido, mezclado con cal viva, se introduce dióxido de*

carbono, para así precipitar la cal. El líquido "saturado" se conduce hacia las bombas de filtración que separan las el líquido azucarado de las impurezas. Tras otro tratamiento con sulfato de calcio, por el cual el ácido sulfúrico lo decolora hasta dejarlo casi blanco, se hierve el líquido hasta que espesa. Una centrifugación permite separar el jarabe del azúcar crudo llamado melaza, un producto que contiene muchas sustancias que no son propias del azúcar.

La melaza se utiliza para preparar una sustancia similar al alcohol de quemar y para alimentar al ganado. En las refinerías, este azúcar crudo se ha de transformar todavía en azúcar común o de consumo, para lo cual ha de pasar por varios procesos más de limpieza con carbonato de calcio, de blanqueo con ácido sulfúrico, de filtración a través de carbón de huesos y de cocción hasta obtener los cristales. (Dufty, 1987)

Composición
El azúcar de color blanco que se vende y consume comúnmente, es sacarosa refinada. Su fórmula química es: $C_{12}H_{22}O_{11}$.

Formas de adulteración
No existen.

Farmacología

Mecanismo de acción y formas de empleo
Como es sabido, las funciones cerebrales dependen de los niveles de glucosa. La falta de este combustible cerebral puede ocasionar desde hipoglucemia hasta esquizofrenia debido a que el cerebro se encuentra "hambriento" de glucosa. El azúcar refinado es una glucosa bastante simple que por su misma composición no requiere de un largo proceso de digestión, el hígado prácticamente no tiene que sintetizarla y por lo mismo llega con asombrosa rapidez al sistema nervioso.

Para que el organismo funcione en condiciones óptimas, la cantidad de glucosa sanguínea debe estar en equilibrio con la cantidad de oxígeno sanguíneo.

Refiriéndose a los efectos psíquicos del consumo del azúcar, el Dr. M.O. Bruker (Bruker, 1994), explica que la elevación en los niveles normales de glucosa ocasionada por su ingestión, se experimenta como una leve euforia. Las consecuencias del regreso a los niveles normales, es decir, la baja de glucosa, se halla en relación directa con la cantidad de azúcar consumida. Si ésta fue baja, la sensación es de una leve disforia. Entre mayor haya sido la cantidad, la baja estará más cercana a experimentarse como una sensación depresiva que William Dufty (Dufty, 1987) ha dado en llamar sugar blues (tristeza del azúcar).

Lo que normalmente suele ocurrir a toda persona que consume azúcar en forma cotidiana, es que sus niveles de glucosa se mantienen permanentemente por encima del nivel regular, es decir, rara vez se experimentará una baja hacia la auténtica normalidad en los niveles de glucosa. La mayoría de la población mundial literalmente vive bajo los efectos del azúcar sin saberlo y sin notarlo. Este desequilibrio permanente está siendo asociado con diversas enfermedades nerviosas, especialmente en los niños.

Usos terapéuticos
Ninguno conocido.

Dosificación
Una pequeña cucharada, esto es alrededor de 100 mg, basta para ocasionar una elevación en los niveles de glucosa en personas sensibles. El equivalente a una taza de azúcar 250 mg, puede considerarse ya como una dosis alta. No hay reportes sobre dosis letales.

Efectos psicológicos y fisiológicos
Como ya se indicó en los mecanismos de acción, la ingestión de azúcar suele experimentarse como una leve euforia. En su Primer Manual de Nutrición Consciente, Laura Urbina lo explica en los siguientes términos:

Mientras la glucosa es absorbida por la sangre, nos sentimos animados. Un estímulo veloz. Sin embargo, a este impulso energético le sigue una depresión, cuando el fondo se desprende del nivel de glucosa sanguínea. Estamos inquietos, cansados; necesitamos hacer un esfuerzo para movernos o incluso pensar. Hasta que se eleva de nuevo el nivel de glucosa... Podemos estar irritables, hechos un manojo de nervios, alterados. La gravedad de la crisis doble depende de la sobredosis de glucosa. Si continuamos tomando azúcar, una nueva crisis doble empieza siempre antes de terminarse la anterior. Las crisis acumulativas al final del día pueden ser enloquecedoras. Tras varios años con días así, el resultado final son glándulas adrenales enfermas, agotadas no por exceso de trabajo, sino por un ajetreo continuo. La producción de hormonas, en general, es baja. Las cantidades no se amoldan. La alteración funcional, desequilibrada, se refleja en todo el circuito endocrino. Muy pronto el cerebro puede encontrarse en dificultades para distinguir lo real de lo irreal; estamos expuestos a volvernos precipitados, cuando el estrés se interpone en el proceso, nos desmoronamos porque no tenemos ya un sistema endócrino sano para enfrentar cualquier contingencia. Día a día nos encontramos con una falta de eficiencia, siempre cansados, nada logramos hacer, realmente sufrimos los "sugar blues" (o depresiones del azúcar). Puesto que en algunas personas las células cerebrales dependen totalmente de la taza de azúcar en la sangre en cada momento para alimentarse, son quizás las más susceptibles de sufrir daños. La alarmante y creciente cantidad de neuróticos en el mundo lo evidencia claramente. No todos llegan al final. Algunas personas empiezan con glándulas adrenales fuertes; otras no. Los grados de abuso de azúcar y de melancolía varían, sin embargo, el cuerpo no miente - si se toma azúcar, se sienten las consecuencias. (Urbina L. , 1997)

Ya son varios los especialistas que atribuyen al azúcar los índices cada vez más elevados de niños hiperactivos, la inhabilidad para aprender y diversas alergias. El estudio del historial diario de los pacientes diagnosticados como esquizofrénicos revelan que su dieta es excesivamente alta en azúcar y otros elementos que estimulan la producción de adrenalina como la cafeína y el alcohol.

En cuanto al aspecto físico, se sabe que la ingestión continua de azúcar provoca la aparición de caries y ennegrece los dientes. En personas con glándulas adrenales débiles puede afectar el páncreas hasta causar diabetes. En algunos casos el abuso continuado conduce a la hipoglucemia.

En personas sanas, se relaciona también con el aumento de peso ya que el azúcar es un carbohidrato y el exceso de los mismos se convierte en grasa. Se ha encontrado también que al consumir azúcar el cuerpo elimina el calcio en mayor cantidad, de tal manera que el organismo se ve forzado a sustraerlo de los huesos y los tejidos que son las únicas partes en donde lo almacena el cuerpo. El desgaste de calcio en huesos causa que se vuelvan porosos y frágiles, lo cual finalmente conduce a la osteoporosis.

El consumo constante de este psicoactivo también atrofia el rendimiento de las glándulas, causando poca secreción de hormonas o alterando la composición química de las mismas, puesto que se ha podido comprobar que el azúcar afecta la correlación de minerales en el organismo (Appleton, 1988). Por último, estudios recientes vinculan al azúcar con problemas en el sistema inmunológico, tal como lo denuncia la doctora Nancy Appleton en Lick the sugar habit:

Una de las substancias aparentemente inofensivas y sin embargo una de las que mayores problemas crea al atacar nuestro sistema inmunológico es el azúcar. Los macrófagos quedan atorados en el azúcar y se imposibilita su acción. La misión de los macrófagos consiste en destruir, bloquear y activar la inmunidad cuando detectan la presencia de una toxina, un virus o una bacteria... Cada vez que ingerimos azúcar, aunque sea tan poco como dos cucharadas, las proporciones de minerales entran en desbalance. Este desbalance a su vez, en personas ya enfermas, puede durar horas y a veces ya no se recuperan. Cuando los minerales del cuerpo están en desbalance día tras día, año tras año, posiblemente por generaciones, la habilidad del cuerpo para volver a su homeostasis está agotada. El cuerpo ya no puede volver a su armonía o balance... Resulta pues increíble que las autoridades del Departamento de Salud Pública de diferentes Naciones sigan manteniendo al público en la total ignorancia. Lo más que se ha conseguido es obligar a indicar en la etiqueta de los productos industriales si contienen azúcar, cosa que aparece prácticamente en el 90% de los mismos ya que ¡incluso los productos salados son conservados en azúcar! (Appleton, 1988).

Potencial de dependencia
Considerablemente alto. La dependencia es de tipo psicológico y físico. Su síndrome de abstinencia se experimenta hasta después de varias semanas de haber descontinuado totalmente el uso de azúcar y alimentos que lo contengan. Sus síntomas incluyen depresión, fatiga, nerviosismo,

ansiedad por comer alimentos dulces, falta de concentración, alergias e hipertensión. En grado extremo la dependencia al azúcar se presenta como hipoglucemia, en cuyo caso una privación de alimentos dulces puede conducir a ataques fatales.

¿Qué hacer en caso de emergencia?

En una crisis de hipoglucemia, se presenta una súbita baja de glucosa sanguínea que ocasiona sudor, temblor, ansiedad, taquicardia, dolor de cabeza, sensación de hambre, debilidad, convulsiones y en casos extremos, convulsiones y muerte. El individuo que presente una crisis de este tipo debe ingerir de manera inmediata glucosa o alimentos que contengan azúcar suficiente para restablecer los niveles.

Hechos interesantes

Régimen legal actual
El azúcar es un psicoactivo legal de uso irrestricto que se produce y se vende por toneladas, ya sea en forma pura o incorporada a una enorme cantidad de productos alimenticios y farmacéuticos.

La evolución del consumo de azúcar
A lo largo de los dos últimos siglos, ningún comestible ha experimentado un crecimiento cuantitativo tan acelerado como el azúcar. En 1800, la producción anual mundial se situaba en menos de 250,000 toneladas, cifra que se elevó hasta alcanzar 10 millones de toneladas en 1900. A fin de siglo la producción se calcula en 92 millones. (Bruker, 1994) El consumo por persona y año ha ido aumentando principalmente en los países industrializados de América y Europa.

El azúcar y la esclavitud
En opinión de William Dufty (Dufty, 1987), ningún otro producto ha influenciado tan profundamente la historia del mundo occidental como el azúcar. En su libro Sugar Blues narra la aparición del azúcar refinado en los mercados internacionales y sus consecuencias. A ello atribuye diferentes sucesos históricos de grandes repercusiones económicas, comenzando por una resurrección de las Cruzadas. Dufty presenta un extracto de una carta enviada en 1306 al Papa Clemente V, en donde se le insta a seguir una estrategia para vencer a los árabes con ayuda del dulce: "En el país del sultán el azúcar crece en grandes cantidades y de éste los sultanes obtienen grandes ingresos e impuestos. Si los cristianos pudiesen hacerse con esas tierras, se haría mucho daño al sultán y al mismo tiempo el Cristianismo estaría totalmente abastecido desde

Chipre". (Dufty, 1987) Ante aviesas informaciones de ese tipo, el cristianismo muerde el fruto prohibido y comienzan los siete siglos de su reinado en la tierra. El historiador británico Noel Deer (Dufty, 1987), por ejemplo, asegura que al contar la historia de la esclavitud, no es exagerado calcular que se comerciaron 20 millones de africanos y dos terceras partes de ellos se pagaron con azúcar.

En 1444 los portugueses llevan 235 esclavos negros de Lagos a Sevilla, donde se venden como esclavos. Diez años más tarde el Papa bendice el tráfico de esclavos y a partir de entonces, éstos se utilizan para hacer crecer las plantaciones de caña de azúcar en Madeira y las Islas Canarias. Los holandeses aparecen en esta historia alrededor del año 1500, fecha en que construyen la primera refinería de azúcar en Amberes. La caña de azúcar en bruto se embarca desde Lisboa, las Islas Canarias, Brasil, España y la Costa de Marfil para ser procesada en Amberes. El azúcar se exporta al Báltico, Alemania e Inglaterra.

Para 1560, Carlos V estrena los esplendorosos palacios de Madrid y Toledo construidos con los impuestos del comercio del azúcar. Por esas fechas, la corona británica comienza a hacerse del monopolio instalando capataces en las islas que ha conquistado en el Caribe y encargándose del tráfico de esclavos hacia ellas para cultivar caña de azúcar. Tal es el caso de la actual Jamaica.

Con el jugo fermentado de la caña de azúcar en crudo, los esclavos inventan el ron, que los británicos no vacilan en comercializar para obtener más esclavos. También lo introducen a sus colonias norteamericanas, donde suelen darlo a los indios a cambio de preciadas pieles que luego venden en Europa. Hacia el año 1660 el comercio de azúcar y ron se ha vuelto tan provechosos que los ingleses están dispuestos a emprender la guerra para mantener su control. Las actas de navegación tienen como meta prevenir el transporte de azúcar, tabaco o cualquier otro producto de las colonias de Norte América a cualquier otro puerto fuera de Inglaterra, Irlanda o posesiones británicas.

El fin de la esclavitud y el comienzo de la industrialización del azúcar
A mediados del siglo XVIII, cuando Francia se ha situado ya en las primeras filas del comercio de azúcar y ésta representa su principal fuente de exportaciones, el filósofo Claude Adrien Helvetius escribe: "No llega un tonel de azúcar a Francia sin manchas de sangre. Ante la miseria de estos esclavos, toda persona con sentimientos debería renunciar a estas mercancías y rehusar al placer que proporciona algo que sólo se puede comprar con las lágrimas y muertes de criaturas

¿Qué es y con qué se compara la marihuana?

desgraciadas." (Dufty, 1987) En 1812, Benjamin Delessert encuentra la
forma de procesar la remolacha para convertirla en azúcar y recibe la
Legión de Honor de manos de Napoleón, quien ordena la plantación de
remolachas azucareras por todas partes de Francia, en donde no se daba
el cultivo de caña, pero sí el de remolacha. Tan sólo un año después
Napoleón alcanza la proeza de producir 4 millones de kilos de azúcar de
remolacha francesa. De esta manera, los franceses son los primeros en
poder prescindir de los esclavos para obtener el preciado azúcar y
elegantemente promueven la abolición de la esclavitud. La British East
Indian Company –ya plenamente metida en el comercio del opio- explota
el tema de la esclavitud como campaña de propaganda pintando en sus
toneles. "Azúcar de las Indias Orientales no cultivado por esclavos". En
1833 se proclama la emancipación de las colonias británicas y esto
significa que la esclavitud se vuelve ilegal salvo en "la tierra de la
libertad", los emergentes Estados Unidos de América.

Los azucareros británicos de Barbados y Jamaica caen en la ruina y una
tríada de invenciones a principios del siglo XIX preparan la escena para
la gran entrada de Estados Unidos en el negocio del azúcar: James Watt
perfecciona su máquina de vapor, Figuier completa un método para
hacer carbón con hueso animal y Howard fabrica la olla de presión. Con
estos elementos cobra vida la azúcar blanca refinada comercial que se
utiliza hoy en día. Al decretarse finalmente la abolición de la esclavitud
en sus tierras, los Estados Unidos comienzan a practicar su propio
colonialismo económico al por mayor en Cuba. La mejor tierra cubana se
usa para proveer materia prima a Norteamérica para sus complicadas
refinerías.

Según cuenta Dufty, los estadounidenses sobrepasaron a los británicos y
virtualmente a todas las demás naciones en la fiesta del azúcar. Han
consumido una quinta parte de la producción mundial de azúcar desde su
Guerra Civil. Se sabe también que en 1920, en la época del experimento
de prohibir el alcohol en Estados Unidos, la cantidad de azúcar que se
consumía se había duplicado. Esto destaca su evidente carácter de droga
y de sustituto de otras drogas en ciertos sectores de la población.

Es por ello que a través de guerra y paz, depresión y prosperidad, sequías
e inundaciones, el consumo de azúcar ha crecido firmemente en todo el
globo terrestre. «No es posible que jamás haya habido un desafío más
drástico para el cuerpo humano en toda la historia del hombre, y sin
embargo, sigue siendo muy poco lo que se habla de la nocividad del
azúcar. Y no es porque mucha gente no lo sepa, sino porque es enorme el
interés comercial por el azúcar.» (Dufty, 1987)

42

La aparición de nuevas enfermedades gracias al azúcar
El doctor Robert Boesler escribe en 1912:

> *"La moderna manufactura del azúcar nos ha traído*
> *enfermedades totalmente nuevas: escorbuto, diabetes,*
> *hipoglicemia, hiperactividad y esquizofrenia. El azúcar*
> *que se vende no es nada más que un ácido cristalizado*
> *concentrado. Como antiguamente el azúcar era tan caro*
> *que sólo los ricos podían permitirse su uso, consistía,*
> *desde el punto de vista de la economía nacional, algo*
> *inconsecuente. Pero hoy, cuando debido a su bajo costo,*
> *el azúcar ha causado una degeneración humana, es el*
> *momento de insistir en un esclarecimiento general."*
> (Dufty, 1987)

En 1929 el doctor Frederick Banting, descubridor de la insulina, asegura que su descubrimiento es un simple paliativo, no una cura, y que la única forma de prevenir la diabetes es cortando el uso del azúcar:

> *"En los Estados Unidos, la incidencia de diabetes ha*
> *aumentado proporcionalmente con el consumo per cápita*
> *de azúcar. Con el calentamiento y re-cristalización del*
> *azúcar natural de caña, algo queda alterado convirtiendo*
> *a los productos refinados en alimentos peligrosos."*
> (Dufty, 1987).

Dufty afirma que la diferencia entre las enfermedades "costosas" como el cáncer y las "baratas" como las provocadas por la adicción al azúcar es crucial para la salud financiera del estamento médico. "El actual tratamiento ortodoxo para el cáncer es criminalmente caro. La ruina financiera del paciente y de su familia representa el yate del médico. El tratamiento para el sugar blues (hipoglicemia o diabetes) es una propuesta de corte individual. Despréndase usted de la azúcar refinada en todas sus formas y adiós cuentas al médico y hospital. Es difícil que en ese caso el médico pueda regalarle un tapado de visón a la mujer o asistir a un seminario bajo el sol de las Bermudas." (Dufty, 1987)

El comportamiento de los niños hiperactivos frente al azúcar y la
manipulación médica
A esta droga se le ha vinculado con el comportamiento negativo de los niños desde la década de 1920. La idea de la relación causa-efecto comenzó a ganar aceptación en los setenta, cuando varios estudios y reportajes sugirieron que el azúcar incrementaba la hiperactividad en los niños ya de por sí hiperactivos.

¿Qué es y con qué se compara la marihuana?

De acuerdo con los diferentes estudios analizados por la doctora Nancy Appleton, la investigación clínica de niños hiperactivos y psicóticos, y de otros con lesiones cerebrales e inhabilidad para aprender, tiene por cuadro sintomatológico:

"una familia cuyo historial de diabetes es anormalmente elevado; una inusual incidencia de elevación de glucosa sanguínea o hipoglucemia funcional en los mismos niños, indicando que sus sistemas no pueden procesar el azúcar y una dependencia por un alto nivel de azúcar en las dietas de los propios niños que no pueden asimilar."
(Appleton, 1988)

No obstante, éste y otros reportes similares han sido descartados por publicaciones médicas como The New England Journal of Medicine, para quien "la conexión no ha sido probada". Preocupados porque "en la actualidad, sin embargo, muchos padres tratan a la conexión azúcar-comportamiento como un hecho", un equipo de médicos institucionales se dio a la tarea de volver a revisar los estudios existentes para efectuar un análisis global. La publicación médica expuso que "el nuevo meta análisis intentó ir más allá de los resultados de pequeños estudios ubicándolos en un grupo mayor para que los efectos menos obvios fueran expuestos a la luz." (Musacchio, 1990) Se supone que los variados estudios evaluaron el efecto del azúcar en numerosos factores, incluyendo estado de ánimo, desempeño académico, habilidades de aprendizaje, agresión y comportamiento general. Lo que en realidad ocurrió con este examen es una clara muestra de la manipulación que puede sufrir un estudio científico para obtener los resultados que de antemano se pretenden alcanzar cuando hay intereses económicos de por medio.

Resulta que los investigadores basaron sus estudios comparativos únicamente en dos grupos de niños, a uno se le dio azúcar y al otro, en lugar de privarlo de dicha droga y de los alimentos que la contienen, se le suministró endulzantes artificiales; así pues, los exámenes se efectuaron entre niños que consumieron azúcar y niños que consumieron endulzantes artificiales; es decir entre dos grupos de niños con niveles alterados de glucosa debido a una u otra droga y no como debió haber sido: entre uno o dos grupos de niños usando azúcar y/o endulzantes artificiales y otro grupo de niños privados del consumo de ambas clases de drogas.

Debido a estas desviaciones en la investigación, el meta análisis médico concluyó triunfalmente que "Aparte de dos observaciones extremas que resultaron ser insignificantes para el análisis final, no se encontraron diferencias entre los niños que consumieron dosis de azúcar y aquellos que tomaron endulzantes artificiales." (Medicine, 1996) O sea que lo único que verdaderamente prueba el reporte es que no hay diferencias substanciales entre usar azúcar y usar endulzantes artificiales. No obstante, bajo el manipulador y deshonesto título de "El azúcar no afecta el comportamiento de los niños", los resultados del reporte fueron publicados y ampliamente difundidos a nivel mundial durante el año de 1996. La recomendación final del reporte es que "el azúcar no tiene efectos negativos en el comportamiento y el aprendizaje de la mayoría de los niños y no existe justificación para retirarles los alimentos dulces solamente por esa razón." (Medicine, 1996)

Cafeína

Datos generales

Origen

La cafeína se encuentra no sólo en el café, sino en algunos tés, en el chocolate, en la nuez de kola y en otros alimentos derivados de ellos, por lo que a continuación se incluye una síntesis breve del origen de las fuentes principales.

El cafeto proviene de Etiopía, el origen del té parece encontrarse en China y el del cacao en áreas muy restringidas de América.

La leyenda sobre el descubrimiento del café proviene de Arabia: Kaldi el pastor observó que después de haber comido las cerezas del cafeto, sus cabras retozaban con más brío que de costumbre, parecían más activas, más contentas. Kaldi también probó los frutos de la planta e inmediatamente lo embargó la euforia, se puso a bailar y aquella noche durmió menos que de costumbre. Kaldi compartió su hallazgo con uno de sus vecinos, un ferviente seguidor del Corán. Éste obtuvo los mismos resultados y recibió de Mahoma el secreto para preparar café a partir de los granos secos de la fruta.

La leyenda sobre el origen del té proviene del Japón: Daruma, fundador del Budismo Zen, solía pasar las noches entregado al ayuno y la oración. Cierta noche no pudo resistir el sueño y cuando despertó, estaba tan molesto y decepcionado de sí mismo que se arrancó los párpados y los arrojó al suelo. Inmediatamente brotó de ellos el arbusto de té cuyas hojas han permitido a los monjes conservar el espíritu libre para la meditación desde aquel entonces.

El consumo del chocolate surgió en el México prehispánico: Obsequiar a alguien una jícara de xocoatl sobre un rodete cubierto con piel de jaguar era visto como muestra del más alto respeto. Aztecas, mayas, mixtecas y zapotecas ofrecían a sus señores esta bebida hecha a base de cacao, endulzada con miel y aromatizada con vainilla. Los buenos bebedores tenían por costumbre hacer batir el chocolate y tomarlo mientras conservaba la espuma.

En la actualidad, aun quienes no practican la meditación toman té, el secreto de Mahoma ha dejado de serlo y los mexicanos no sólo enseñamos al mundo a beber chocolate, sino las técnicas mismas de su preparación. Los consumidores de las hojas de té, los granos tostados del cacao y el cafeto, se cuentan por millones.

Química

Identificación
La cafeína se encuentra en el café, en el chocolate, en ciertos tés y en varios medicamentos como la Cafiaspirina® y el Saridon®.

Composición
La cafeína fue aislada en 1820. Es el principal alcaloide de la Caffea planta típica del café y del Cacahuatl o cacao de cuyos granos se elabora el chocolate.

Con respecto al té suele haber una confusión porque en 1827, al ser aislado su principio activo, recibió el nombre de teína. Años más tarde un análisis molecular permitió descubrir que la teína era en realidad cafeína. Este alcaloide también se encuentra presente en el mate argentino y en la nuez de kola usada para preparar las bebidas de cola.

Formas de adulteración
Ninguna puesto que los productos que contienen cafeína están sujetos a controles de calidad.

Farmacología

Mecanismo de acción y formas de empleo
La cafeína se consume en múltiples alimentos y bebidas. En usos terapéuticos puede administrarse en forma oral o en inyección intravenosa. Es un estimulante del sistema nervioso central que actúa después de 5 minutos de su ingestión aumentando la actividad cerebral y reduciendo la vigilia.

Usos terapéuticos
La cafeína se vende bajo diversas marcas comerciales (Cafiaspirina®, Saridón®) recomendada para contrarrestar la fatiga, para tratar la migraña y algunos otros tipos de cefalea. En conjunción con analgésicos hace que éstos trabajen mejor. Por su capacidad para estimular la respiración también es recomendada en el tratamiento de la apnea en los recién nacidos y como antídoto para la depresión respiratoria en sobredosis de heroína y otros psicoactivos opiáceos.

Dosificación
Una taza de café puede contener entre 60 y 110 mg de cafeína, una taza de té entre 10 y 90 mg, una de chocolate entre 5 y 40 mg y las bebidas de cola 35 mg. Una barra de chocolate de 50 gramos tiene entre 10 y 60 mg

de cafeína. Las píldoras de uso terapéutico contienen entre 30 y 65 mg, mientras que en el mercado negro suelen circular las llamadas "pastas para mantenerse despierto" que llegan a tener entre 100 y 200 mg. La dosis letal de cafeína es de 5,000 mg, el equivalente a 40 tazas cargadas de café consumidas en un periodo excesivamente corto de tiempo.

Efectos psicológicos y fisiológicos
Un director de escuela, cuyo nombre permanece en el anonimato, relata lo siguiente:

> *Al levantarme por la mañana tomo dos tazas de café. Si no las tomo me siento irritable. Si tomo tres tazas me excito un tanto, pero dos tazas son exactamente lo que necesito.*
>
> *Si tomo café después de las tres de la tarde, no puedo dormir a la hora que me gusta hacerlo, alrededor de las once y media. Si tomo un café después de cenar, aunque sea media taza, me quedo despierto la mitad de la noche. Si tengo algo importante al día siguiente, sobre todo alguna aparición en público, un café tomado al final del día se combina invariablemente con mi nerviosismo y me produce un insomnio descontrolado.*
>
> *Este insomnio después del café me parece farmacológico. Puedo alcanzar cierto grado de ensoñación y experimental es "estado flotante" -que en mí precede por lo general al sueño-, pero entonces me quedo ahí, no alcanzo nunca la inconsciencia total del sueño... Cuando sé que me espera un largo tramo de conducir por carretera, no bebo café durante dos o tres días anteriores. A lo largo de la noche del viaje bebo café dos veces. Si he estado tomando mucho café durante los días anteriores, perecería que siento menos el efecto estimulante del café nocturno. Es casi una cuestión de "ahorrar" en el café que hubiera consumido en los dos o tres días precedentes, para tomarlo durante la noche que tengo que conducir. Usado de esta manera, el café ha sido siempre una gran ayuda para mí y no me ha fallado nunca.*
> *(Weil, 1993)*

Consumir entre 75 y 150 mg de cafeína eleva la temperatura, el ritmo respiratorio y el nivel de ácido gástrico en el estómago. Cantidades más

Cafeína

altas en el torrente sanguíneo pueden producir ansiedad, irritabilidad, insomnio, sudoración, taquicardia y hasta diarrea.

El uso prolongado de más 650 mg diarios de cafeína, equivalentes a ocho o nueve tazas de café al día puede ocasionar úlceras gástricas, incremento en el nivel del colesterol, insomnio crónico, ansiedad y depresión permanentes. Este tipo de consumo también parece estar asociado con disfunciones cardíacas y la aparición de ciertos tipos de cáncer asociados a los alquitranes del café.

No se han detectado malformaciones genéticas debido a su uso, sin embargo se sabe que el café puede disminuir la probabilidad de embarazo, aumentar el riesgo del aborto espontáneo y de bebés con bajo peso.

Potencial de dependencia y tolerancia
Mediante el uso continuo puede ser adquirida una leve tolerancia a la cafeína. Esta droga provoca dependencia física. En la literatura médica se consigna que dosis mayores a los 350 mg diarios de cafeína consumidos durante un mes pueden provocar la aparición de un síndrome de abstinencia, por lo que en usos terapéuticos los médicos recomiendan reducir gradualmente el consumo. El síndrome se manifiesta por irritación, cansancio, depresión y somnolencia. No es grave y desaparece en pocos días.

Para Antonio Escohotado, la costumbre de beber varias tazas de café al día no puede ser inocua o al menos no puede ser más dañina para la mente y el cuerpo que administrarse su equivalente en cocaína o anfetamina. "Diez tazas al día, por ejemplo, representan un gramo y medio de cafeína, que en efecto estimulante equivalen a 150 mg de cocaína y a unos 15 de metanfetamina." (Escohotado, El Libro de los Venenos, 1990)

Lo que no aclara es que estas diez tazas de café deben ser consumidas en un lapso muy breve de tiempo para alcanzar las concentraciones sanguíneas necesarias para producir el mismo efecto que los otros psicoactivos mencionados.

¿Qué hacer en caso de emergencia?
Las intoxicaciones fatales con cafeína son raras. Grandes dosis, especialmente cuando son consumidas por sujetos no habituados o sensibles, pueden producir dolores de cabeza, taquicardia, convulsiones y eventualmente delirios. Una crisis cercana a la dosis letal debe considerarse como urgencia médica ya que tiene manifestaciones

similares a las de un diabético privado de insulina que ocasionan altos niveles de azúcar en la sangre.

Hechos interesantes

Régimen legal actual
La cafeína es un psicoactivo legal sin restricción alguna sobre la edad del consumidor. De venta libre aún en los preparados terapéuticos que no requieren receta médica para su compra.

El café como escenario subversivo en Europa
Si bien en sus inicios la costumbre de tomar café fue condenada por la ortodoxia islámica, posteriormente llegó a considerarse como algo providencial para rezar sin caer en somnolencia y como un excelente sustituto de las bebidas alcohólicas.

En Europa encontró una fuerte oposición al penetrar en algunos países protestantes como Alemania, Austria y Suiza, naciones que castigaron el comercio y consumo del café con penas pecuniarias. La cúspide en esta lucha contra «una nueva desvergüenza» la alcanzó el imperio ruso. Sus autoridades castigaron la posesión de café con atroces torturas hasta obtener el nombre del proveedor y con la pérdida de ambas orejas. Gracias a tales medidas represivas, cientos de rusos optaron por la intoxicación cafeínica como manifestación subversiva.

Sin embargo, al paso del tiempo todas las prohibiciones acabaron derogándose en Europa y a partir de la segunda mitad del siglo XVII, el café pasó a convertirse en sinónimo de bebida intelectual gracias al establecimiento de múltiples comercios que ofrecían espacios públicos para consumirlo en todas las grandes ciudades.

El primer café que se abrió en Francia data de 1670. Cinco años después uno de los empleados inauguró su propio negocio: el Café Procope, que se convertiría en escenario histórico de la ilustración. Según documenta Brau en su Historia de las drogas: "La idea de la Enciclopedia nace en el café Procope de una conversación entre D'Alembert y Diderot, reunidos en torno a una taza de café, lo que tendería a probar que, aun siendo veneno, aclara la mente. 'Veneno muy lento', afirmaba Fontanelle, casi centenario, parroquiano asiduo al Procope y muy aficionado al café." (Brau, 1973)

La cantata del café de Bach
Andrew Weil y Winifred Rosen rescatan en Del café a la morfina una anécdota histórica curiosa. Cuando el café comenzó a escapar de los

Cafeína

célebres Cafés, que eran sitios para hombres, y comenzó a entrar en los hogares y en el gusto de las mujeres, el célebre músico Johann Sebastian Bach escribió la Cantata del café. Esto fue alrededor del año 1732. En la obra, el padre de una joven consumidora de café la amenaza con no casarla si no deja su hábito. Esta es una traducción del diálogo principal:

Padre: Oh, niña malvada, hija ingrata que desobedece mis deseos y no abandona esto de beber café.

Hija: Padre querido, no seas tan cruel. Me encanta tomar mi café, por lo menos tres veces al día, y si me niegas ese placer, ¿qué otro placer me queda en la tierra? Por encima de todos los placeres, más precioso que las joyas y los tesoros, más dulce que las uvas del vino. ¡Sí, sí! El más grande de los placeres. ¡Café, café, como amo tu aroma y si tú quieres que te ame, sí, sí, déjame tomar mi café fuerte!

Padre: Bueno, hija bonita, tienes que elegir. Si no tienes el menor sentido del deber, te trataré de otra manera. Mi paciencia se acabó... Ahora escucha mi última palabra: si no tienes más remedio que tomar café, no vas a tener marido.

Hija: ¡Oh, padre, qué horror! ¿Sin marido?

Padre: Te lo juro, así lo haré.

Hija: ¡Qué ruda orden! ¡Oh, cruel elección! ¡Entre marido y mi felicidad! No puedo luchar más: te rindo mi café.

Padre: ¡Por fin has recobrado la razón...!

Tenor: Y ahora, mirad al feliz padre que sale de inmediato a buscar a su hija un marido rico y apuesto. Pero la enérgica niñita ha tomado una resolución: antes de consentir el matrimonio, su amante ha de hacerle una solemne promesa; habrá de prometerle que la dejará tomar café todas las veces que quiera. (Weil, 1993)

El té y la independencia de las colonias inglesas

El té fue llevado a Europa por los holandeses en la primera década del siglo XII. Los ingleses pronto se apoderaron del comercio internacional ya que las ganancias obtenidas con este producto favorecieron sus expectativas coloniales. El té fue remplazando gradualmente al café en los territorios anglicanos y protestantes, así como en las colonias de los ingleses en América. Como es bien sabido, la afición de los pioneros a esta infusión y los altos impuestos que los ingleses impusieron sobre las hojas de té entre los habitantes de sus colonias, fueron determinantes para el desencadenamiento de la guerra de independencia de la Unión Americana.

El cacao: moneda de los aztecas, bebida de las cafeterías mexicanas
Cuando los españoles llegaron a la capital del imperio azteca se sorprendieron de encontrar que la moneda de cambio más usual entre los mercaderes era el grano de cacao. Costumbre que se mantuvo muchos años después de la conquista.

Debido a la influencia de la corte española y a la persistencia de las costumbres indígenas, se sabe que a fines del siglo XVIII ya existían en la ciudad de México algunos expendios de bebidas elaboradas a base de café, cacao y maíz. Salvador Novo asegura que el primero de estos establecimientos se inauguró en 1758, entre las actuales calles de Tacuba y Monte de Piedad.

Durante los primeros años del siglo XIX, las cafeterías fueron punto de reunión de intelectuales y cita obligada entre los prestamistas y sus clientes. La carta del Café de la Gran Sociedad, además de café, ofrecía chocolate, atole y helados. Según cuenta Guillermo Prieto, en el Café del Sur: "la concurrencia iba muy de acuerdo con el destartalado café: militares retirados, vagos consuetudinarios, abogados sin bufete, politiqueros sin ocupación, clérigos mundanos y residuos de covachuelas, sacristías, garitas y juzgados civiles y criminales". (Musacchio, 1990)

El mismo autor comenta que los escritores puritanos de la época estaban escandalizados por la presencia creciente de las cafeterías. Cuenta también que las conversaciones giraban en torno al teatro, los toros, la literatura, los acontecimientos políticos y el juego de pelota. Sin duda, el establecimiento con más tradición es el Café Tacuba. Otro expendio histórico de alcaloides fue el extinto Café del Chino que en 1919 atestiguó el nacimiento del también extinto Partido Comunista Mexicano.

Todo lo anterior muestra hasta qué punto la cafeína es la droga socialmente más aceptada y una de las más consumidas en la historia de la humanidad. A pocos individuos les interesa renunciar a la sensación de bienestar y al aumento de actividad que les reporta el consumo diario de una taza de café, una bebida de cola, un té, o una barra de chocolate. No obstante, son pocos los que están conscientes sobre las repercusiones físicas que estos alimentos y bebidas tienen en el organismo humano.

.

Drogas socialmente aceptadas

ALCOHOL..............TABACO

Mientras que en 1995 se atribuyeron al consumo de drogas ilegales 3,562 muertes en los Estados Unidos, el tabaco contribuyó en más de 300,000 muertes y el alcohol en más de 200,000 durante el mismo año.
Fuente: Organización Mundial de la Salud

El psicoactivo de uso más generalizado a lo largo de la historia humana ha sido y sigue siendo el alcohol.

El etanol, nombre científico de este psicoactivo, es el principio activo de múltiples bebidas embriagantes como los vinos de uva, el pulque de maguey, el tequila de agave, el ron de caña, la ginebra de enebro, la cerveza de cebada, el sake de arroz, el pozol de maíz y un larguísimo etcétera.

Prácticamente cada cultura ha contribuido a enriquecer el catálogo mundial de sustancias alcohólicas generando alguna variedad distintiva. Las condiciones necesarias para hacerlo han acompañado al hombre en todo tiempo y lugar: frutas, vegetales o granos, agua y las famosas levaduras que son bacterias parasitarias de alimentos en proceso de descomposición. De hecho la naturaleza nos ha brindado tantas facilidades, que hasta los animales suelen ingerir y experimentar los efectos de esta disponible, venerada, socorrida y actualmente legalísima droga. Después de consumir frutas fermentadas, los camellos tropiezan uno contra otro, los pájaros se estrellan con las ventanas y las abejas revolotean en forma errática.

Por su parte, la explotación del arbusto solanáceo de origen americano conocido como Nicotina tabacum ha dado lugar a una de las industrias más rentables y duraderas. Las primeras fortunas estadounidenses fueron labradas con tabaco de Virginia y hoy en día las empresas tabacaleras transnacionales se cuentan entre las más poderosas del planeta. Al igual que la costumbre de ingerir bebidas alcohólicas, el hábito de fumar tabaco está muy extendido. Parece ser que las constantes campañas para eliminar su uso no han hecho mella en los millones de consumidores que las buscan con avidez.

Tanto el alcohol como el tabaco provocan dependencia física y psicológica, y comparadas con la gran mayoría de las drogas ilegales, sus efectos secundarios sobre el organismo humano son los más evidentes y desastrosos.

Ambas drogas han enfrentado periodos de prohibición debido a intolerancias morales y religiosas, pero en ambos casos, las prohibiciones terminaron siendo revocadas frente a la demanda popular y los enormes intereses de diversas industrias que desde hace siglos han estado legalmente conformadas y se han empeñado en seguir estándolo.

Así pues, lo que ha tenido que cambiar ha sido la percepción respecto a estos psicoactivos que, a pesar de toda la información en su contra, finalmente se han impuesto como drogas tan socialmente aceptadas, que ya pocos las reconocen como tales. La separación típica de "el alcohol, el tabaco y las drogas", muestra cómo es que ambos han logrado ser eximidos de su verdadera naturaleza en la conciencia popular y cómo se nos ha hecho creer que sólo las prohibidas son drogas.

Alcohol

Datos Generales

Origen

«Pan y cerveza para un día». Esta sencilla anotación pertenece a la lista de gastos de una familia que habitaba en la Mesopotamia asiática 3000 años antes de Cristo. La lista está considerada como el texto más antiguo que se conserva. Los antiguos egipcios bendecían a Osiris por el regalo de la cebada y tenían destilerías de cerveza desde hace seis mil años. Los griegos y los romanos de la época clásica agradecían a Dionisio o a Baco por la creación de la vid y el «vino divino». Cuando el Capitán Cook navegó por los mares del Sur a mediados del siglo XVI halló que los polinesios tomaban kava, una bebida alcohólica que fermentaban de una especie de pimienta. Bernal Díaz del Castillo, cronista de la llegada de los españoles a Tenochtitlán, aseguró que el territorio de la Nueva España, estaba «lleno de magueyes (plantas grandes y carnosas), de los cuales hacen su vino».

Etimología

Los árabes utilizaron la apalabra alkuhl para nombrar al "espíritu" que se apodera de todo aquel que se atreve a abusar de los productos fermentados.

Química

Identificación

El alcohol es un líquido incoloro y volátil que está presente en diversas bebidas fermentadas, en concentraciones que van desde el 5 hasta el 20%, como es el caso de la cerveza y los vinos.

Algunos de estos fermentos se destilan por medio de un alambique para aumentar su concentración etílica hasta un 40%; así es como se producen el tequila, el whisky, el vodka, el ron, la ginebra, el anís, etc.

Composición

El nombre químico del alcohol es etanol o alcohol etílico.

Dependiendo del género de bebida que lo contenga, el alcohol aparece acompañado de distintos elementos químicos que lo dotan de color, sabor, olor y otras características.

Formas de adulteración
El contenido de alcohol etílico en una bebida que no se halla sometido a controles de calidad y sanidad, puede estar diluido o rebajado con metanol, un alcohol derivado de la madera que al metabolizarse ocasiona ceguera permanente.

Farmacología

Mecanismo de acción y formas de empleo
El alcohol se ingiere por vía oral. El tiempo que pasa desde el último trago hasta que se alcanzan las concentraciones máximas en la sangre varía de 25 hasta 90 minutos. Cuando el etanol alcanza el cerebro actúa como un depresor primario y continuo del Sistema Nervioso Central. La estimulación aparente es en realidad un resultado de la depresión de los mecanismos de control inhibitorio del cerebro. Como ocurre con la mayoría de las drogas, sus efectos dependen de la dosis. Los centros superiores se deprimen primero afectando el habla, el pensamiento, la cognición y el juicio. A medida que la concentración alcohólica aumenta, se deprimen también los centros inferiores afectando la respiración y los reflejos espinales, hasta llegar a la intoxicación alcohólica que puede provocar un estado de coma.

Usos terapéuticos
Durante la Edad Media el alcohol se utilizó como remedio para prácticamente todas las enfermedades; de hecho en galés la palabra whisky significa "agua de vida". No obstante hoy se reconoce que el alcohol tiene un valor terapéutico extremadamente limitado. En el mercado existen concentrados metilados de alcohol con aplicaciones industriales y médicas. En el primer caso se utiliza como solvente o diluyente en la manufactura de pinturas y otros productos. En usos médicos se emplea externamente para desinfectar la piel debido a su acción bactericida; también se usa para curar algunas lesiones de la piel y para disminuir la sudoración.

Dosificación
Las concentraciones de alcohol difieren de una bebida a otra, es por ello que a nivel médico, las dosis suelen medirse en función de los porcentajes que una persona llegue a acumular en su torrente sanguíneo. De esta manera se considera que las dosis bajas fluctúan entre 0.02 y 0.06 %, mientras que las dosis letales sobrepasan el 0.50%. En términos cotidianos, la cantidad de alcohol suele medirse a través del número ingerido de copas, vasos, latas, botellas, etc. En personas que no han

adquirido tolerancia hacia el alcohol, se puede hablar en términos de "tragos", esto es, de la cantidad contenida en el tipo de recipiente en el que suele tomarse la bebida. Para el vino por ejemplo, una dosis baja es de una copa, una dosis media va de dos a tres copas y una dosis alta sobrepasa las cuatro copas. En el caso una cuba preparada con ron y refresco de cola, un vaso es una dosis baja, dos o tres representan una dosis media y más de cuatro son ya una dosis alta. El cuerpo humano sólo puede metabolizar de 10 a 15 ml de alcohol por hora. Concentraciones mayores se consideran letales.

Efectos psicológicos y fisiológicos
Contrariamente a lo que la mayoría de las personas creen, el alcohol no es un estimulante, sino un depresor del sistema nervioso central. Según lo explica un experto en neuropsicofarmacología como es el Dr. Simón Brailowsky, las personas que suelen atribuirle al alcohol un aumento en su capacidad mental verificable en su capacidad de hacer mejor ciertas cosas como hablar, bailar o crear, están equivocados. Lo que ocurre en realidad es que bajo los efectos del alcohol, estas personas gozan de un lapso de desinhibición provocada por la depresión de mecanismos inhibitorios. Al disminuir la inhibición, los mecanismos de control momentáneamente ceden paso a la excitación.

A nivel psicológico, las dosis bajas producen la sensación de elevar el estado de ánimo y relajar a la persona. A nivel físico, un poco de alcohol aumenta la frecuencia cardiaca, dilata los vasos sanguíneos, irrita el sistema gastrointestinal, estimula la secreción de jugos gástricos y la producción de orina. Las dosis medias alteran el habla, el equilibrio, la visión y el oído. Se tiene una sensación de euforia y se pierde de la coordinación motora fina, por lo que ya no es aconsejable conducir un automóvil ni manejar cualquier tipo de maquinaria. En dosis altas, los síntomas anteriores se agudizan y se alteran las facultades mentales y del juicio. Si el individuo continúa bebiendo puede ocurrir una pérdida del control motor en la que se requiere ayuda para poder moverse y hay una evidente confusión mental. A partir de una concentración sanguínea equivalente a beber más de 10 tragos sin descanso alguno, puede ocurrir una intoxicación severa; cualquier otro aumento en las concentraciones puede provocar desde inconsciencia hasta coma profundo y muerte por depresión respiratoria.

En términos acumulativos, el consumo inmoderado irrita el estómago y produce gastritis, daña el corazón al producir trastornos del ritmo cardiaco e incluso insuficiencia cardiaca; daña también el hígado, cuya consecuencia es la tan conocida cirrosis, una enfermedad causada por la pérdida de células hepáticas que disminuye la producción de bilis. Esto genera otros síntomas como mala digestión, pérdida de peso, constipación, etc. En lo que se refiere al sistema nervioso, el abuso de esta droga puede ocasionar serios trastornos mentales como pérdida de la memoria, deterioro del aprendizaje, inflamación de los nervios, e incluso el llamado síndrome de Korsakoff, un estado psicótico caracterizado por la pérdida de la realidad (cuando al cuadro se unen desnutrición y deficiencias vitamínicas crónicas).

Ingerido por mujeres embarazadas el alcohol puede afectar al feto y producir malformaciones o retardo mental irreversible.

Potencial de tolerancia y dependencia
El uso continuo o frecuente induce un tipo especial de tolerancia que se atribuye al aumento de la cantidad y actividad de la enzima corporal encargada de metabolizar el alcohol. El tejido nervioso también se acostumbra de cierta forma a la presencia continua del etanol y el usuario va adaptándose a los cambios inducidos sobre el habla, la visión y el control motor. No obstante, esta adaptación desaparece en cuanto la concentración etílica alcanza niveles suficientes en el fluido sanguíneo (lo que acontece frecuentemente en casos de abuso).

El consumo inmoderado de alcohol provoca una dependencia física intensa. Cuando a lo largo de varios meses el organismo ha sido acostumbrado a ingerir por lo menos tres litros de cerveza o medio litro de licor fuerte todos los días, la supresión alcohólica puede presentar diversas manifestaciones que van desde ansiedad y temblores, irritabilidad e hiperactividad crecientes, hasta el temible delirium tremens: una psicosis orgánica grave que usualmente se manifiesta entre las 24 y las 72 horas posteriores a la ingestión de la última copa, aunque en ocasiones puede ocurrir hasta 7 o 10 días después. Se caracteriza por confusión mental, temblores, hiperagudeza sensorial, alucinaciones visuales (por lo general de serpientes, arañas o cualquier otro bicho), deshidratación, trastornos de la presión sanguínea, convulsiones y anormalidades cardiovasculares.

¿Qué hacer en caso de emergencia?
La intoxicación por alcohol se manifiesta por confusión, mareo, náuseas y vómito. Esto indica que se ha llegado a una concentración de 0.14 o 0.15% de alcohol en la sangre. Indica también que la mayoría de los consumidores de alcohol sufren intoxicaciones, aunque difícilmente las vean como tales y sólo se preocupen por curarse "la cruda" del día siguiente.

Alcohol

La sobredosis etílica se caracteriza por depresión general, piel fría y pegajosa, respiración lenta y ruidosa, dilatación de las pupilas, taquicardia, estupor y síndrome de choque; síntomas que sin asistencia profesional conducen al coma y la muerte, por lo que deben considerarse como urgencia médica. En instalaciones clínicas se aplica respiración artificial cuando ésta se halla deprimida, el estómago suele vaciarse mediante aspiración, teniendo cuidado de prevenir la aspiración pulmonar y se aplica hemodiálisis o diálisis peritoneal.

Ante cualquier sospecha de que la intoxicación pueda deberse a metanol y no a alcohol etílico es necesario buscar ayuda médica, provocar el vómito lo antes posible y hacer que la persona ingiera cualquier bebida que contenga alcohol etílico (no alcohol de uso externo o industrial), para que el hígado metabolice éste y no el metanol. Con ello se impide que se forme el metabolito que daña el nervio óptico. Esta medida puede salvar la vista del intoxicado.

Hechos interesantes

Régimen legal actual

Cualquier bebida alcohólica es legal y se vende libremente entre la población adulta, que debe consumirlo fuera de la vía pública. Los fabricantes están obligados a advertir a sus clientes sobre los peligros para la salud y a recomendar el consumo moderado.

Mayagüel y Quetzalcóatl

Podemos afirmar que a partir del mito de Quetzalcóatl se justifican las drásticas penas morales que algunos pueblos del México antiguo y moderno han venido imponiendo al uso inmoderado de bebidas embriagantes.

Según registra la mitología prehispánica, el sanguinario dios Tezcatlipoca se enamoró de una princesa llamada Mayagüel. La abuela de ésta se opuso a la unión por lo que la pareja se vio forzada a huir. La vieja los persiguió con tal insistencia que Mayagüel se convirtió en árbol pensando que así podría pasar inadvertida. La abuela descubrió el engaño y cortó en pedazos a su nieta hacha árbol. De esta manera Mayagüel pasó a convertirse en el primer maguey. El enamorado Tezcatlipoca no se amedrentó ante el cambio físico de Mayagüel, la desposó y engendró con ella 400 hijas, una para cada tipo de borrachera...

Más tarde Tezcatlipoca consiguió tentar a Quetzalcóatl utilizando los efectos embriagantes de la savia fermentada de Mayagüel. Gracias a esta artimaña el mítico Quetzalcóatl, dios humanista y mayor enemigo de los sacrificios humanos, rompió sus votos de castidad. Cuando despertó de la borrachera se sintió tan avergonzado frente a la comunidad que optó por el exilio.

Alcohólicos notorios
En su Historia de las drogas, Jean-Louis Brau (Brau, 1973) cuenta que Alejandro Magno era alcohólico y murió de dipsomanía; que el emperador Tiberio bebía tanto, que le apodaron "biberrius"; que la tribu de Efraín fue acusada de intemperancia por Jesús debido a sus excesos alcohólicos; y que entre los reyes, generales, sacerdotes y papas alcohólicos, se encontraban Alejandro V, Sixto V, Nicolás V y León X.

Tanto los griegos como los romanos consideraban los excesos cometidos con el alcohol como síntomas de la debilidad, de la falta de auto control e indolencia moral de la persona que los cometía y su reacción era el escarnio o la marginación social. La cultura occidental continuó observando a los bebedores como débiles de carácter y tratándoles como tales hasta que la era católico-cristiana trajo con sigo el apelativo de pecado y maldad asociado a este y todo tipo de excesos.

Alcohólicos Anónimos
No fue sino hasta la década de los cincuenta, cuando la American Medical Association clasificó al alcoholismo como una enfermedad, y éste empezó a conocerse como una combinación de alergia física al alcohol acompañada de una compulsión por ingerirlo. Se le empezó a dar el cariz de una enfermedad "compulsiva y mortal, que no respeta género, edad o condición social". Se dijo que era pronosticable, progresiva y finalmente fatal si se dejaba sin tratamiento. Los investigadores intentaron aislar variables genéticas y químicas hasta encontrar lo que ahora se denomina "tendencia al alcoholismo". A quienes sufrían la adicción se les ofreció la esperanza de que su enfermedad mortal pudiera tratarse con éxito por medio de la abstinencia.

En esta época surgió el grupo de autoayuda llamado Alcohólicos Anónimos, cuyo número de socios creció rápidamente y cuyo programa de recuperación se extendió a todo el mundo. Una frase popular entre los grupos de recuperación era: "No somos mala gente que trata de ser buena; somos gente enferma que trata de curarse."

Muchas personas de todas condiciones sociales, aliviadas al pensar que estaban enfermas en lugar de ser malas, comenzaron a relatar sus historias personales públicamente con la intención de dar confianza y ayudar a los demás. Entre los más famosos alcohólicos anónimos se encontraban estrellas de cine como Lisa Minelli, modistos, damas de sociedad, médicos, políticos, profesionistas de todas clases e incluso la mujer de un presidente de los Estados Unidos.

El programa de recuperación de Alcohólicos Anónimos consta de doce pasos que en su momento lograron mejores resultados que la mayoría de las formas de terapia conocidas para ayudar a los adictos a abandonar el alcohol. El sistema no sólo funciona basándose en la abstinencia total del alcohol día por día, sino que se concentra activamente en un esquema sofisticado y detallado de asistencia personal durante las 24 horas del día para ayudar a la gente a superar las crisis y elevar su calidad de vida mediante la sobriedad y la madurez espiritual.

Los tres primeros pasos del programa de recuperación son los siguientes:

1. Admitimos que somos impotentes ante el alcohol, que nuestra vida se nos escapa.
2. Llegamos a la creencia de que un Poder mayor que nosotros puede llevarnos a la salud.
3. Tomamos la decisión de poner nuestras vidas y nuestra voluntad en manos de Dios, tal como entendemos a Dios. (Ver más en Adicciones)

El programa estimula a la gente a ser honesta consigo misma y con los demás, haciendo lo posible por corregir el "naufragio del pasado", pero centrándose también en las oportunidades y bendiciones del momento presente, consagrándose a no crear personalmente más dificultades. También motivan a la gente para que practique la oración y la meditación, ofreciendo la posibilidad de ver su problema como un "despertar espiritual" en el que su íntima exposición al dolor y las secuelas de la adicción puedan convertirse en un servicio para los demás.

Bill Wilson, cofundador de Alcohólicos Anónimos, habla y escribe con elocuencia sobre el alcoholismo y la necesidad de una dimensión espiritual en la recuperación. La transformación de Wilson se inició en la habitación de un hospital en la que recibía tratamiento después de una de sus muchas recaídas. Según cuenta, se debatía entre la muerte o la locura y en su terrible desesperación gritó: "¡Haré lo que sea, lo que sea! ¡Si hay un Dios dejad que lo vea!" Estas son sus palabras:

> *De repente, mi habitación se llenó de una indescriptible luz blanca. Me vi embargado por un éxtasis más allá de toda descripción... Estaba arriba de la cima de una montaña, en la que soplaba un gran vendaval, un viento no de aire sino*

¿Qué es y con qué se compara la marihuana?

de espíritu, que con gran fuerza sopló a través de mí.
Entonces se produjo el resplandeciente pensamiento: ¡Eres
un hombre libre'...! Me embargó una profunda paz... y me
volví muy consciente de una Presencia que semejaba un
verdadero océano de espíritu viviente. Yacía en las orillas de
un nuevo mundo... Por primera vez sentí que realmente
existía. Supe que era amado y que podía amar. (Grof C. y.,
1990)

Desde ese día Bill Wilson ya no volvió a beber y poco después cofundó
Alcohólicos Anónimos. Sin embargo, Wilson tuvo sus dudas sobre la
validez de la experiencia y cuando su mente comenzó a cuestionar lo que
le había ocurrido, se lo explicó a su médico preguntándole: "¿Doctor, eso
fue real? ¿Estoy cuerdo?" Su doctor, William Duncan Silkworth había
leído acerca de las experiencias cercanas a la muerte y fue capaz de
tranquilizar a Wilson con respecto a su cordura, alentándole a consolidar
su nueva conciencia y sobriedad.

¿Quién no recuerda a Eliot Ness?: la Ley Seca y sus consecuencias
El caso de la prohibición del alcohol en los Estados Unidos es uno de los
más conocidos y documentados. La vieja y chauvinista serie de Los
Intocables ilustra con bastante fidelidad la creación de las primeras
mafias dedicadas a usufructuar la ilegalización de una droga. Sin
embargo, un análisis menos anecdótico de la llamada Ley Seca, nos
permitirá asomarnos a otra clase de intereses involucrados en torno a
cualquier prohibición.

Gracias al tráfico de esclavos, el cultivo del tabaco, la importación de
especias y manufacturas del lejano Oriente y la industria manufacturera
que a partir de 1820 observó un crecimiento espectacular, la Unión
Americana comenzó a perfilarse como la superpotencia económica que
es ahora. No obstante, junto con este grandioso despegue fueron
surgiendo cinturones de relativa miseria en torno a los principales
núcleos urbanos.

Entre los primeros pobladores, estas condiciones suscitaron una
preocupación y una desconfianza que fueron creciendo conforme la
inmigración avanzaba en los estados sureños, conforme la criminalidad
pudo asociarse a la alteración de la conciencia, y conforme el gusto por
ésta pudo atribuirse a los recién llegados. Así pues, durante la segunda
mitad del siglo XIX, los sectores más conservadores de la sociedad se
dieron a la tarea de organizar distintas asociaciones promotoras de la
templanza y el deber cristiano.

Alcohol

En 1869 se fundó el Prohibition Party, que pronto logró controlar varios senados y ligas dedicadas a la defensa del decoro y la sobriedad como la Women's State Temperance Society. Ligas que coincidían en temer "la degradación etílica de América". En 1873 surgió la Vice Suppression Society y en 1895 la Anti-Saloon League, que rápidamente alcanzó millones de asociados al proponer el cierre de los salones "para acabar con la embriaguez, el juego y la fornicación".

Todas estas agrupaciones tienen en común su aversión por el alcohol y otras drogas psicoactivas a las que relacionan con ciertos grupos étnicos. Grupos a quienes se atribuyen problemas como el desempleo, la sedición y la violencia. En el caso concreto del alcohol, el estigma recayó sobre los inmigrantes italianos e irlandeses y, en menor medida, sobre los judíos.

Tal como lo advierte el jurista y filósofo español Antonio Escohotado (Escohotado, Historia General de las Drogas (Segundo tomo), 1995), la invención decisiva de este periodo es la penitenciaria, algo desconocido hasta entonces en todo el ámbito occidental, donde lo único que se utiliza entonces es la detención preventiva antes de la celebración del juicio.

El primer centro penitenciario se funda gracias a una sociedad filantrópica cuáquera cuya meta es "lograr la salvación por el aislamiento en una celda, la oración y la abstinencia total de bebidas alcohólicas".

El aumento en los niveles de alcoholismo en aquel entonces coincide con la implementación de nuevas condiciones de vida tales como: turnos de doce horas siete días a la semana en instalaciones insalubres, hacinamiento en suburbios miserables, indefensión ante cualquier mano de obra dispuesta a trabajar por menos salario, segregación por razones étnicas o nacionales, etc. No obstante, en el nuevo sistema penitenciario, la orientación segregativa e institucional se combina con el convencimiento de que las nuevas condiciones de vida no son un factor determinante del alcoholismo sino al revés. Estando así las cosas, no resulta sorprendente que en 1914 el Congreso norteamericano reciba un pliego con seis millones de firmas recabadas por las agrupaciones conservadoras pidiendo la Ley Seca.

Hasta estos momentos sólo habían aparecido los intereses ideológicos y económicos de las comunidades que, al buscar mano de obra barata, se vieron afectados por las condiciones que ellos mismos propiciaron; pero a partir del pliego petitorio comienzan a surgir otro tipo de intereses: los intereses del estamento médico. Durante todo el siglo pasado, no había droguería que no contemplara entre sus existencias varias bebidas alcohólicas porque no había terapeuta (con o sin título) que no incluyera al alcohol entre sus recetas. Sin embargo, en 1916 la Pharmacopeia of the USA comienza por borrar el whisky y el coñac de su lista de drogas medicinales y un año después, la Asociación Farmacéutica retira de la Pharmacopeia todas las bebidas alcohólicas. A simple vista, esto podría interpretarse como la aceptación expresa de médicos y farmacéuticos sobre los efectos nocivos del alcohol y su inutilidad terapéutica, pero como pronto se verá, aquí hay algo más en juego.

Debido al espíritu libertario de los pioneros, una ley que prohibiera el consumo de cualquier bien o producto no podía aprobarse sin modificar la Constitución, por lo que los prohibicionistas se vieron en la necesidad de "enmendar" su Carta Magna para permitir el recorte de las libertades civiles. De esta manera, en 1919, cuando entra en vigor la Enmienda XVIII que permite aprobar la llamada Ley Volstead o Ley Seca, la venta y la fabricación de todo tipo de alcohol se castiga con multa y prisión. Sólo el vinagre y la sidra quedan exentos, mientras que se autoriza la utilización del vino "para la santa misa" y (aquí viene lo interesante:) el "uso médico" de las demás bebidas alcohólicas.

Nos es de extrañarse pues, que al año siguiente la Asociación Farmacéutica vuelva a incluir nueve clases de alcohol en la Pharmacopeia. Casualmente las más apreciadas por los bebedores estadounidenses. En cuanto la Ley Seca entra en vigor miles de médicos, dueños de droguerías y farmacéuticos solicitan licencias para recetar y vender bebidas alcohólicas.

Lo que acontece a continuación en el territorio estadounidense resulta obvio:

> *En 1923, a tres años de la prohibición, hay ya todo un sindicato del crimen organizado que irá afianzándose durante los años sucesivos.*

> *En 1928, a ocho años de la prohibición, hay más de 100,00 terapeutas inscritos en el registro especial para expender alcohol y están ganando el equivalente al 100% de lo no percibido por el Tesoro por concepto de impuesto sobre alcohol.*

> *En 1932, a doce años de la prohibición, hay ya casi 30,000 personas muertas por beber alcohol metílico y otras adulteraciones venenosas, y hay 100,000 consumidores con lesiones permanentes como ceguera o parálisis.*

Alcohol

Lo siguiente también es obvio: en 1933, al cumplirse los trece años de vigencia de la prohibición, la Enmienda XVIII es derogada por la Enmienda XXI: vuelven a admitirse la fabricación, el tráfico y el consumo público del alcohol, convencida la nación de que la Ley seca, lejos de rendir los resultados esperados, provocó una abrumadora corrupción, injusticia, hipocresía, la creación de grandes cantidades de nuevos delincuentes y la fundación del crimen organizado.

La mayoría de los consumidores no tienen problemas de abuso

Por sus características desinhibitorias, se cree que el alcohol posee un mayor riesgo de alentar los actos de violencia o criminalidad que la mayoría de las sustancias actualmente prohibidas, no obstante, el etanol, como todas las drogas legales e ilegales, es consumido con mesura por la gran mayoría de las personas. En opinión de muchas personas el hecho de que unos pocos abusen de su consumo y entren en una dinámica autodestructiva no justifica su prohibición para la mayoría consumidora sin problemas de abuso.

En la actualidad se calcula que dos tercios de la población adulta de los países occidentales consumen alcohol en forma ocasional y alrededor del 12% de los usuarios pueden ser considerados "grandes bebedores". Según se asienta en el conocido manual farmacológico de Goodman y Gillman (Goodman, 1991), el riesgo de dependencia o abuso del alcohol en la vida de un individuo se estima alrededor del 13% siendo mucho mayor para los hombres que para las mujeres.

El alcoholismo como emergencia espiritual

Para los investigadores Christina y Stanislav Grof, cofundadores de la Psicología Transpersonal, el alcoholismo y cualquier tipo de drogadicción pueden considerarse como una forma extrema de emergencia espiritual.

En su interesante libro "La tormentosa búsqueda del ser", los autores distinguen entre un emerger y una emergencia espiritual en función de la rapidez y la intensidad de un cambio radical de conciencia que puede experimentar una persona. Para ellos un emerger espiritual se define como "el proceso de despertar espiritual" tan sutil y gradual que prácticamente resulta imperceptible:

> *Tras un periodo de meses o años, una persona mira hacia atrás y se da cuenta de que se ha producido un cambio*

¿Qué es y con qué se compara la marihuana?

profundo en su comprensión del mundo, valores, normas éticas y estrategias vitales. Este cambio puede iniciarse con la lectura de un libro que contiene un mensaje tan claro y convincente que es imposible ignorarlo. A uno le queda un anhelo por conocer y experimentar más; luego, coincidiendo con ello, el autor del libro visita la ciudad para dar una conferencia. Lo que lleva a la persona a asociaciones con otras personas que comparten su emoción, luego al descubrimiento de otros libros y a asistir a más charlas y talleres. Ha empezado el viaje espiritual... (Grof C. y., 1990)

Por contraposición, una emergencia espiritual ocurre cuando el emerger espiritual es muy rápido y espectacular "y lo que es un proceso natural puede convertirse en una crisis". Según describen los Grof, las personas que sufren tales crisis se ven bombardeadas con experiencias internas que cambian de un modo abrupto sus viejas creencias y su modo de vivir y sus relaciones con la realidad varían con rapidez:

De repente se sienten incómodos en su anterior mundo familiar y pueden encontrar difícil el dar respuesta a las exigencias de la vida cotidiana. En el aspecto físico pueden experimentar poderosas energías que circulan a través de su cuerpo y les producen temblores incontrolables. Temerosos y planteando resistencias, pueden dedicar mucho tiempo y esfuerzos a controlar lo que parece ser un acontecimiento interno que los supera. Pueden verse empujados a hablar sobre sus experiencias e introspecciones con cualquiera que esté a su alcance, dando la sensación de estar fuera de la realidad, de estar desmembrados o ser mesiánicos. (Grof C. y., 1990)

No obstante, los Grof sostienen que un proceso de emergencia espiritual es "por su naturaleza potencialmente curativo y transformador" ya que la activación de la psique que caracteriza dichas crisis involucra un despeje radical de viejos recuerdos e impresiones traumáticas. Sin embargo, para que este potencial se manifieste, es necesario que el proceso no se vea interrumpido sino apoyado por amigos, familiares y profesionales que lo entiendan como tal y que no lo clasifiquen como una enfermedad mental y lo traten con antipsicóticos.

Desde esta óptica, el alcoholismo y cualquier tipo de drogadicción pueden considerarse como una forma extrema de emergencia espiritual. Según explican Grof en "La adicción como emergencia espiritual",

Alcohol

quinto capítulo de La tormentosa búsqueda del ser (Grof C. y., 1990), para muchas personas, "un repentino y profundo despertar espiritual" desencadena una vida de sobriedad y un giro radical respecto a las que hayan sido sus consideraciones espirituales previas. Aseguran que cuando una persona "toca fondo", casi por regla general tiene la oportunidad de llevar una vida más elevada a partir del acontecimiento que suscita este hecho.

Así resulta que los lugares más insospechados, tales como celdas, callejones, hospitales, los lavabos de un bar o el suelo de la propia casa, pueden presenciar crisis transformativas de enorme magnitud: "Sea cual sea el camino, muchas personas que han conocido las profundidades del alcoholismo y la adicción a las drogas, han tocado fondo y han despertado a una nueva vida, desarrollan algún tipo de relación con un Poder Superior definido por ellos mismos: una comunidad de personas, el Yo interno, la fuerza creativa o Dios." (Grof C. y., 1990)

Según sus observaciones existen dos conexiones entre el despertar espiritual y la dependencia química:

> *1. Algunas personas desarrollan alcoholismo, dependencia a las drogas u otras adicciones a lo largo de una emergencia espiritual.*

> *Christina Grof, quien sufrió de alcoholismo para palear los síntomas de su propia emergencia espiritual, asegura que "el alcohol o las drogas pueden proporcionar una vía de escape provisional de las presiones, dolor y caos del mundo interno y de la alienación que podemos experimentar con respecto al mundo externo". No obstante advierte que aunque muchas personas llegan a través de las adicciones a una vida más libre, más productiva y más iluminada tras su recuperación, hay miles que no lo logran, dado lo cual "no recomendaría nunca esta forma tan peligrosa de emergencia espiritual como vía de transformación". (Grof C. y., 1990)*

> *2. Muchos alcohólicos y adictos poseen gran sensibilidad, intuición o naturaleza mística que, mientras que en otras culturas es algo deseado, en el mundo moderno les causa problemas y contribuye a su conducta adictiva.*

> *Dicen los Grof que esto es evidente al escuchar que muchos alcohólicos en recuperación señalan que siempre*

¿Qué es y con qué se compara la marihuana?

se sintieron distintos o marginados, pero que cuando toman su primera copa o su primera droga, les parece que el dolor de la separación desaparece de repente y se sienten integrados. Mencionan que para mucha gente, "este sentido de conexión puede ser una triste caricatura del estado de unión mística, una pseudosatisfacción o un profundo anhelo por un sentido más amplio del Yo."

Sin embargo acotan que pueden existir otra razón para el alcoholismo, también relacionada con el impulso innato hacia el despertar espiritual, ya que hay un gran número de personas adictas que proceden de familias disfuncionales, con frecuencia en situaciones de abuso emocional, físico y sexual, y a veces con padres químico-dependientes que al retirarse a sus mundos internos en busca de protección, comodidad y un sentido de conexión, desarrollan una conexión interna tan fuerte que su despertar espiritual puede comenzar en la niñez y más tarde, cuando crecen y se ven forzados a encajar en una sociedad en la que la racionalidad es el modo aceptado de operar y la intuición se considera débil e inadecuada, experimentan un gran dolor y un constante rechazo al tiempo que experimentan un anhelo inconsciente de volver a los ámbitos internos que les producían consuelo, seguridad y una relación con algo que está más allá del sufrimiento individual. Bajo tales condiciones, cuando llega su primera copa o su primer sustancia psicoactiva de efectos similares, sus problemas parecen resolverse: "Su tensión disminuye y sus diferencias se hacen difusas a medida que sus límites individuales parecen deshacerse y se desplazan a un estado de pseudounidad. Socialmente se vuelven personas más relajadas a medida que participan de actividades muy aceptadas. Si tienen predisposición para el alcoholismo o la dependencia a las drogas, como la han tenido sus padres, pueden volverse adictos en un corto periodo de tiempo". (Grof C. y., 1990)

Spiritus vs. Spiritum y el deseo de abandonar el deseo de alcohol
William James, como muchos otros, reconoció el papel de la espiritualidad en la recuperación de las adicciones: 'La única cura para la dipsomanía (nombre que se le daba antiguamente al alcoholismo) es la

religiomanía". El psiquiatra suizo Carl Gustav Jung sostenía una creencia similar y en 1961 escribió a Bill Wilson, cofundador de Alcohólicos Anónimos:

"El deseo de alcohol es el equivalente, a nivel inferior, de la sed espiritual de nuestro sed por la totalidad, expresado en lenguaje medieval: la unión con Dios... El alcohol en latín es "spiritus", y se utiliza la misma palabra para la experiencia religiosa superior así como para el veneno más depravador. La fórmula que nos ayudará será por tanto: "spiritus contra spiritum".

Esta idea de "spiritus contra spiritum", la espiritualidad contra la adicción constituye la base de muchos programas de tratamiento y la esencia que hace que disciplinas como la meditación, sin proponérselo específicamente, acaben con la adicción como efecto secundario derivado de su práctica.

Tabaco

Datos generales

Origen

El 28 de octubre de 1492, Rodrigo de Jerez y Luis de la Torre, dos compañeros de Cristóbal Colón, fueron los primeros occidentales que vieron a los indios fumando tabaco. Rodrigo de Jerez los imitó en seguida, sin sospechar que de regreso a su tierra habría de ser encarcelado por la Santa Inquisición acusado de brujería puesto que "sólo el diablo podía dar a un hombre el poder de sacar humo por la boca".

Antes de la llegada de los españoles, en todo el continente americano los indígenas consumían el tabaco con fines tanto rituales como terapéuticos. Lo enrollaban en forma de puro, lo envolvían en hojas de maíz a manera de cigarrillo o lo fumaban en pipa. También solían incluirlo en jarabes para beberlo. El tabaco era una planta mágica para los pueblos prehispánicos de México porque "hace visible el aliento".

Los europeos comenzaron a incorporarlo a sus costumbres hasta el siglo XVII, a raíz de la "cura" que logró Jean Nicot de las migrañas de Catalina de Médicis, esposa del rey Enrique II de Francia. En aquel entonces el tabaco era llamado hierba santa o hierba para todos los males porque se recomendaba casi indiscriminadamente para todo tipo de padecimiento.

Etimología

La planta Nicotinia tabacum debe su nombre a Jean Nicot, el médico que introdujo y popularizó su uso en Europa.

Química

Identificación

La planta del tabaco tiene un tallo recto y hojas anchas. La Nicotina tabacum da flores rojizas y la Nicotina rustica amarillas. La cosecha se recoge cuando las hojas comienzan a adquirir un tono azafranado. Las hojas se desecan hasta perder el 60% de su humedad y a través de un proceso de fermentación el tabaco termina adquiriendo su aroma característico.

Existen diversas variedades de Nicotinia obtenidas por hibridación (rustica, Virginia, etc.).

Tabaco

A nivel comercial, el tabaco se vende liado en cigarrillos o en puros, aunque también se encuentra empaquetado para ser fumado en pipas o en cigarrillos hechos a mano con papel arroz.

Composición
La nicotina es el principio activo del tabaco. Fue aislada por Posset y Reiman en 1828.

Según su variedad, el tabaco contiene entre 0.5 y 16% de nicotina. El resto es el llamado alquitrán, una sustancia obscura y resinosa compuesta por varios agentes químicos, muchos de los cuales se generan como resultado de la combustión (cianuro de hidrógeno, monóxido de carbono, dióxido de carbono, óxido de nitrógeno, amoníaco, etc.)

Formas de adulteración
Como la industria del tabaco está sometida a regulaciones de calidad y este producto es relativamente barato, no suele adulterarse.

Farmacología

Mecanismo de acción y formas de empleo
El tabaco puede ser mascado, inhalado directamente por la nariz (pulverizado en forma de rapé) o fumado en pipas, cigarros o cigarrillos. Aspirando el humo, esto es "dándole el golpe", se puede absorber hasta el 90% de la nicotina, mientras que si éste permanece únicamente en la boca, la cifra se reduce al 20 o 35%. Aproximadamente 8 segundos después de haber entrado a los pulmones, la nicotina contenida en el tabaco alcanza el torrente sanguíneo y a más tardar en 5 minutos ha logrado traspasar la barrera hematoencefálica para llegar al cerebro. Sus efectos duran entre 5 y 10 minutos provocando fases de acción estimulante y acción depresora del sistema nervioso central. En primera instancia estimula algunos receptores sensitivos y produce una descarga de adrenalina que acelera la frecuencia cardíaca y eleva la presión arterial; posteriormente deprime todos los ganglios autónomos del sistema nervioso periférico.

Según las últimas investigaciones del Brookhaven National Laboratory de Nueva York, el efecto de la nicotina en el cerebro consiste en la reducción de la enzima MAO-B, responsable de regular la transmisión de la dopamina, neurotransmisor que controla entre otras alteraciones anímicas, la motivación y el placer. Por tanto, a menor cantidad de MAO-B (hasta un 40% menos en el cerebro de un adicto), mayor incremento de dopamina; aumento que, al intervenir en el tálamo, se convierte en la clave para sentir una ganar irreprimibles de volver a fumar otro cigarrillo.

Usos terapéuticos
Nicolás Monardes, en su descripción de Las plantas del Nuevo Mundo (1574), recomendaba el tabaco como cura infalible para 36 enfermedades diferentes. Hoy en día, se recomienda dentro de la medicina herbolaria contra la sarna, dolores reumáticos y ciertas afecciones nerviosas. El médico herbolario Arias Carbajal recomienda hervir 90 gramos de hojas de tabaco en medio litro de agua para destruir la sarna, los piojos, etc. También receta las hojas frescas aplicadas sobre la frente y las sienes para curar, o al menos calmar, las neuralgias.

Dosificación
El contenido promedio de alquitrán de un cigarro varía de 0.5 a 35 mg, y el de nicotina de 0.5 a 2 mg. La dosis letal de nicotina se calcula en 60 mg para un adulto de 70 kg. Un puro puede contener hasta 90 mg, aunque como ya mencionamos, la ingestión de nicotina en los casos en los que no se da el golpe se reduce a menos de la mitad.

Efectos psicológicos y fisiológicos
A nivel mental, la nicotina facilita la concentración, activa la memoria y, hasta cierto punto, controla el aumento de peso al aumentar el gasto de energía, disminuir los sentidos del olfato y el gusto, y mantener al fumador ocupado en el acto de fumar en vez de comer. Cada persona además tiene sus consideraciones particulares respecto a las cosas que el tabaco "hace por ella". Algunos creen que los inspira, otros creen que los acompaña, etc. Según cuenta el cineasta Luis Buñuel en sus memorias, por ejemplo, para él era:

> *Imposible beber sin fumar. Yo empecé a fumar a los dieciséis años y aún no lo he dejado. Desde luego, pocas veces he fumado más de veinte cigarrillos al día. ¿Qué he fumado? De todo. Tabaco negro español. Hace unos veinte años me acostumbré a los cigarrillos franceses: los "Gitanes" y sobre todo, los "Celtiques" son los que más me gustan.*

El tabaco, que casa admirablemente con el alcohol (si el alcohol es la reina, el tabaco es el rey), es un amable compañero con el que afrontar todos los acontecimientos de una vida. Es el amigo de los buenos y de los malos momentos.

Tabaco

*Se enciende un cigarrillo para celebrar una alegría y
para ahogar una pena. Estando solo o acompañado. El
tabaco es un placer de todos los sentidos: de la vista (es
bonito ver bajo el papel de plata los cigarrillos blancos,
alineados como para revista), del olfato, del tacto. Si me
vendaran los ojos y me pusieran entre los labios un
cigarrillo encendido, me negaría a fumar. Me gusta
sentir el paquete en el bolsillo, abrirlo, palpar la
consistencia del cigarrillo, notar el roce del papel en los
labios, gustar el sabor del tabaco en la lengua, ver brotar
la llama, arrimarla, llenarme de calor. Un hombre
llamado Dorronsoro, ingeniero español de origen vasco
y republicano exiliado en México al que conocía desde la
Universidad, murió de un cáncer de los llamados "de
fumador". Fui a verle al hospital en México. Tenía tubos
por todas partes y llevaba una mascarilla de oxígeno que
él se quitaba de vez en cuando, para dar una chupada a
un cigarrillo, a escondidas. Fumó hasta las últimas horas
de su vida, fiel al placer que le estaba matando. Por
tanto, respetables lectores, para terminar estas
consideraciones sobre el alcohol y el tabaco, padres de
firmes amistades y de fecundos ensueños, me permitiré
darles un doble consejo: no beban ni fumen, es malo para
la salud. Añadiré que el alcohol y el tabaco acompañan
muy gratamente el acto de amor. Por lo general, el
alcohol viene antes, y el tabaco después.* (Buñuel, 1982)

A nivel físico, la nicotina aumenta la frecuencia cardiaca, el ritmo
respiratorio, la presión arterial y el flujo coronario. Durante la
combustión del tabaco, algunos de sus elementos se transforman en
monóxido de carbono, emisión venenosa que contribuye al surgimiento
de enfermedades cardiacas. Cuando el monóxido de carbono entra al
torrente sanguíneo, tiende a reemplazar el oxígeno contenido en las
células rojas de la sangre formando carboxihemoglobina. En los
fumadores, hasta el 10% de la hemoglobina total puede ser
carboxihemoglobina, lo cual equivale a decir que sus tejidos reciben
10% menos de oxígeno.

A largo plazo el tabaquismo tiene diversos efectos sobre el sistema
broncopulmonar, cardiovascular y digestivo. Las úlceras gástricas y
duodenales son doblemente más comunes entre los fumadores. Las
heridas de la piel pueden tardar más en sanar debido a que la nicotina
reduce los niveles de vitamina C en el organismo. Además, el humo del

cigarrillo produce inflamación en la mucosa del aparato respiratorio y aumento de la producción de una enzima llamada elastasa, que degrada la elastina, material constitutivo del pulmón al que se debe su capacidad de expandirse y contraerse. El hábito de fumar provoca que el tejido pulmonar pierda sus propiedades elásticas, aparentemente de manera irreversible, con la consecuente disminución en la capacidad pulmonar para ingresar oxígeno a la sangre.

El alquitrán puede causar desórdenes bronquiales y contiene sustancias que se consideran cancerígenas, es por ello que al tabaco se le atribuyen el 90% de los casos de cáncer pulmonar en el mundo y también se relaciona con la aparición de cáncer en la boca y en la garganta.

Reportes médicos calculan que en total ocasiona el 30% de todas las muertes producidas por el cáncer, el 30% de las enfermedades cardiovasculares, el 75% de las bronquitis crónicas y el 80% de los casos de enfisema.

También se asegura que las mujeres fumadoras pueden ver reducida su fertilidad, sufrir desórdenes menstruales y, en caso de usar pastillas anticonceptivas, están 39 veces más propensas a sufrir infartos que las que no fuman. Aunque no se esperan disturbios genéticos del uso del tabaco, éste puede aumentar el riesgo de partos prematuros y de bajo peso en los recién nacidos.

Potencial de tolerancia y dependencia
El consumo crónico de nicotina se acompaña de una leve tolerancia. A menos que exceda su dosis habitual, el fumador no experimenta los efectos de náusea y mareos que suelen reportar las personas que no están acostumbradas al tabaco.

La nicotina provoca una dependencia física bastante severa. El síndrome de abstinencia aparece dentro de las primeras 24 horas posteriores a la supresión y se manifiesta por: irritabilidad, inquietud, dolores de cabeza, disminución de la frecuencia cardiaca, aumento del apetito, disminución de la vigilia o insomnio y dificultades de concentración. En el caso de la nicotina, la dependencia psicológica juega también un papel preponderante, por lo que el síndrome de abstinencia puede durar varios días o varias semanas. La administración de nicotina en chicles o en parches puede aliviar parcialmente este síndrome.

¿Qué hacer en caso de emergencia?
Las intoxicaciones por nicotina son muy raras, casi nunca se dan por mascar o fumar tabaco sino por la ingestión accidental de nicotina en

forma pura o por el contacto directo a través de la piel. Las manifestaciones de intoxicación incluyen náuseas, diarrea, taquicardia, aumento drástico de la presión arterial y salivación. Con grandes dosis se presentan convulsiones, lentitud respiratoria, irregularidad cardiaca y coma, por lo que debe considerarse como urgencia médica.

Hechos interesantes

Régimen legal actual

El tabaco es un psicoactivo legal. Todas las personas adultas pueden comprar tabaco libremente, aunque las áreas para fumarlo son cada vez más restringidas. Los fabricantes sólo están obligados a informar a sus clientes sobre los riesgos para la salud.

Las funciones sagradas de los antiguos ritos del tabaco

El fuego era reconocido por los antiguos habitantes de América como un transmutador y liberador del poder de ciertas sustancias. Consideraban que hacía las cosas más activas que pasivas y liberaba la esencia de las substancias. Por eso es que quemaban y fumaban una gran variedad de sustancias. Tenían diferentes mezclas fumables dependiendo de las necesidades del ritual y de la estación. Muchas de las variedades utilizadas se han extinguido o sus propiedades han sido olvidadas.

El tabaco era utilizado por sus propiedades para parar el pensamiento, enfocarse y centrarse en uno mismo, lo cual era una preparación previa para poder escuchar a los espíritus guías, a los espíritus de la naturaleza y a los seres que habitan en otras dimensiones o planos de conciencia. El tabaco servía como preparación, pero no abría las capacidades para escuchar a estos guías. Para esto se añadían otros ingredientes.

El tabaco sólo constituía entre el 5 o máximo el 10% de la mezcla para fumar. Los antiguos habitantes creían que las plantas nativas de las distintas regiones estaban creadas por los espíritus de la naturaleza para satisfacer las necesidades específicas de las personas y animales nativos de cada área, por eso es que las diferentes tribus hacían uso de diferentes plantas, dependiendo de cuáles eran las que crecían en la localidad y del propósito de la ceremonia. Los chamanes eran quienes sabían cuáles usar en cada ocasión.

La salvia, de la cual hay por lo menos 20 distintas variedades, era considerada especialmente útil en los rituales de las mujeres. Otros ingredientes comunes eran lavanda, girasol, cortezas de distintos árboles y plantas secas y pulverizadas con propiedades psicoactivas.

¿Qué es y con qué se compara la marihuana?

Cada una de ellas era recogida con reverencia por los chamanes que sabían cuáles eran sus poderes, cuándo podían ser recolectadas y cómo secarlas al sol para que absorbiera sus propiedades energéticas. En los rituales de preparación, el tabaco y todas estas plantas eran alterados, purificados y elevados de vibración con la ayuda de las plegarias e invocaciones a los espíritus. Además, las piedras con las que tradicionalmente se manufacturaban las pipas eran en sí mismas transformadoras de la energía del tabaco y las demás plantas. Esto era parte del ritual y parte de lo que las hacía efectivas, ya que actuaban químicamente como liberadoras de las sustancias psicoactivas de ciertas plantas. Todo esto está consignado en el libro de Black Elk: The Sacred Pipe, the smoking rites of the Siux (Elk, 1971).

Otra parte importante de la sacralidad de fumar era que se realizaba en grupo, dentro de una ceremonia, para estrechar los lazos entre unos y otros. Esto se hacía para mezclar e integrar las energías al inhalar el mismo humo. Al término de una guerra tribal, pasar la pipa de la paz era una forma de cimentar la unión, de dejar ir las diferencias.

La hierba del diablo
Cuando el tabaco llega a Europa, muchos ven en él un pecado al relacionarlo con un pasaje bíblico en el que se dice que todo lo que sale de la boca del hombre le mancha. En 1603, Jacobo I de Inglaterra prohíbe el tabaco "cuyo humo negro y apestoso evoca el horror de un infierno lleno de pez y sin fondo". En Rusia, el zar Miguel Fedorovich hace cortar la nariz de los tomadores de petún (antigua forma de nombrar al tabaco rapé). La Iglesia actúa también y en 1621, Urbano VIII excomulga a los fumadores culpables de usar «una sustancia tan degradante para el alma como para el cuerpo». Todas esas consideraciones pueden parecer risibles, pero expresan la importancia simbólica de la acción de fumar.

Con todo y excomunión el acto de fumar, tal como el acto de la fornicación, resulta una actividad común durante aquellas épocas. Hizo falta que un jerarca cayera en tentación para erradicar el estigma demoniaco que durante más de un siglo pendió sobre el tabaco. En 1732 el Papa Benedicto XIII, un fumador empedernido, revocó los edictos que prohibían su uso. Obviamente esa normatividad sólo aplicó en tierras cristianas, por lo que a principios del siglo XVII, mientras Europa central comenzaba a explorar los efectos terapéuticos que se atribuían al tabaco, Rusia, Turquía y China aún castigaban a los fumadores con pena de muerte.

Tabaco

El consumo del tabaco fue aumentando paulatinamente en Europa, aunque (dato curioso:) durante todo el siglo XVIII, el tabaco no se fumaba sino que se inhalaba por la nariz pulverizado, particularmente entre las clases altas. Fue la época dorada del llamado rapé. En Inglaterra, la reina Carlota era conocida por su adicción al rapé, y en Francia, Napoleón consumía casi cuatro kilos de rapé al mes.

El tabaco de Virginia y los intentos fallidos por prohibirlo

Los españoles mantuvieron el monopolio del tabaco durante más de 100 años puesto que la planta provenía exclusivamente de sus colonias. Las pipas que se usaban en esos tiempos tenían cazoletas pequeñas destinadas a economizar las hojas de tabaco que literalmente valían su peso en oro. La codicia propició que en 1610 los ingleses enviaran a John Rolfe a colonizar la región ahora conocida como Virginia, en los Estados Unidos. Rolfe sembró algunas semillas que pronto fructificaron y fue así como el tabaco pasó a ser la mina de la cual se extraería la riqueza de la colonia. Pronto se sumaron al cultivo los territorios de Maryland y Carolina, de tal manera que para 1619 en Londres se vendía tanto tabaco de Virginia como de las colonias españolas.

En los Estados Unidos el uso del cigarrillo empezó a ser significativo hasta 1883, año en que se introdujo al mercado la máquina para fabricarlos. Antes de esta fecha el tabaco se mascaba (de hecho, hasta 1945, era obligatorio poner escupideras en todos los edificios públicos de ese país). El nuevo hábito de sacar humo por la boca atrajo la atención de los grupos conservadores y a partir de 1890 parte de la Women's Christian Temperance Union enfiló sus baterías hacia el tabaco organizando una campaña contra su uso. Los anti tabaquistas obtuvieron algunas victorias legislativas. Entre 1895 y 1921 catorce estados prohibieron la venta de cigarrillos. El entusiasmo fue tal que en 1920 la lideresa del movimiento anunció su candidatura a la presidencia de los Estados Unidos basada en la que bien podría ser considerada como una plataforma electoral anti nicotínica: "La decadencia de España comenzó cuando los españoles adoptaron los cigarrillos y si este pernicioso hábito se propaga entre los adultos americanos, la ruina de la República está al alcance de la mano." No obstante, tal como lo admite un estudio sobre la Historia de la Regulación del Tabaco sufragado por el propio gobierno norteamericano el intento de prohibición fracasó debido a la omnipresencia de la industria del tabaco, la necesidad de nuevas fuentes estatales de ingreso y la prevalencia y popularidad del fumar cigarrillos combinada con la frustrada campaña anti-tabaco. Para 1927, los catorce estados que prohibieron el tabaco cambiaron sus reglamentos por substanciales alzas en las tarifas de impuestos sobre su venta.

Para justificar este proceder, el Congreso aprobó medidas reglamentarias para regular la cantidad de nicotina y alquitrán que deberían contener los cigarros y estableció una edad mínima como requisito para adquirirlos (entre 15 y 21 años, dependiendo de las legislaciones estatales). En 1962 el ministerio de Agricultura americano se lanzó a fomentar el consumo del tabaco en el extranjero, subvencionando generosamente a los estudios de Hollywood para que los guionistas inserten escenas capaces de estimular la costumbre. Tres años después, cientos de toneladas de tabaco excedentes de cosechas pasadas se incluyeron como aportación americana en el programa internacional "Comida para la Paz".

No fue sino hasta 1964 cuando las compañías tabacaleras se vieron obligadas a incluir leyendas en los paquetes de cigarrillos para advertir a los consumidores sobre los riesgos para la salud en términos generales. Cosa que no rindió los resultados esperados por los prohibicionistas en vista de que un estudio posterior de la Federal Trade Commission tuvo que reportar al Congreso: «Virtualmente no hay evidencia alguna de que la regulación sobre advertencias en los paquetes de cigarrillos haya tenido algún efecto significativo.» Para corregir esto, la Comisión propuso que la reglamentación sobre los paquetes de cigarrillos incluyera información sobre las cantidades de alquitrán y nicotina y leyendas más específicas como: «Precaución: fumar cigarrillos es peligroso para la salud. Puede causar la muerte por cáncer y otras enfermedades»; cosa que por supuesto tampoco ha contribuido a disminuir el consumo. Actualmente en los Estados Unidos se estima que los fumadores de tabaco mayores de 17 años ascienden a 45.9% de la población masculina y 30.5% de las población femenina.

Las decisiones racionales en cuestión de drogas no necesariamente obedecen al enunciado lógico: X es malo para la salud, entonces, no consumo X.

Aunque durante los últimos años de la década de los noventa se han aprobado leyes que restringen el consumo de cigarrillos en espacios públicos, y aunque el presidente Bill Clinton haya declarado a la nicotina como un agente altamente adictivo (como parte de su campaña por la reelección, claro está), en el Congreso estadounidense los estados tabacaleros siempre han estado bien representados. Los prohibicionistas no entienden cómo es que los millones de consumidores no se amedrentan cuando leen en las cajetillas de su marca favorita leyendas como: «Este producto puede provocar cáncer» o «Fumar durante el embarazo aumenta el riesgo de parto prematuro y bajo peso en el recién nacido». Compartiendo la incredulidad de muchas personas, una periodista cuestionó a Mitchell Feigenbaum (fuerte candidato al Premio Nobel de Física por sus teorías sobre el caos) acerca de su afición por los cigarrillos. Esta fue la respuesta del científico:

El tabaco es malo para la salud, sin duda, pero me facilita la concentración. Es un precio que he pagado y he conseguido algo a cambio... Yo empecé a fumar hasta más o menos los 23 años. Antes de empezar, cada cuatro horas de trabajo tenía que salir a pasear. Una vez que comencé a fumar, podía estar sentado y concentrado durante dos o tres días a la vez, sin dormir. (Krupp, 1988)

Esto demuestra hasta qué punto las decisiones racionales en cuestión de drogas no necesariamente obedecen al enunciado lógico: X es malo para la salud, entonces, no consumo X; sino que pueden responder a secuencias lógicas más elaboradas en donde se ponderan costos y beneficios en función de las expectativas personales de cada consumidor.

La vacuna antitabaco
Se calcula que en el mundo existen 1,100 millones de personas adictas al tabaco. La nicotina está considerada como la segunda droga más adictiva que existe, sólo superada por el crack (derivado de la cocaína). La lucha contra el hábito de fumar es uno de los principales retos para los organismos que trabajan en la defensa de la salud pública. Al mismo tiempo que las campañas antitabaco y las medidas cada vez más estrictas que los gobiernos adoptan para frenar el daño a los llamados fumadores pasivos (los que aspiran el humo de los tabacos que otros fuman), los científicos parecen haber encontrado un tratamiento nuevo: una vacuna llamada Nicvax, que se encuentra en fase experimental y que tiene como principal efecto impedir la llegada de la nicotina a los centros del cerebro donde esta sustancia produce sensaciones placenteras.

En la Fundación para la Investigación Médica de Minneapolis, han experimentado esta vacuna con ratones:

Los colaboradores del doctor Paul Pentel se encargan de que los roedores se conviertan en ávidos adictos. Diariamente les administran una cantidad de nicotina equivalente a la que contienen 10 cigarrillos. Al cabo de una semana, los ratones muestran claros síntomas de adicción. Entonces se dividen en dos grupos: el A recibe una dosis de Nicvax, que no se administra al grupo B. A continuación se vuelve a inyectar la nicotina, y poco a poco van disminuyendo las dosis. En el grupo A, la desaparición progresiva de la droga no provoca los síntomas característicos de un síndrome de abstinencia, porque la nicotina no activa los mecanismos cerebrales que generan la sensación de placer. En el grupo B se extiende el nerviosismo, los ratones se vuelven hiperactivos y demandan la sustancia que se les ha retirado. La última fase del proceso de ensayo consiste en analizar los cerebros de los ratones de ambos grupos. En el cerebro de los ratones que recibieron una dosis de la vacuna se encuentra un 65% menos de nicotina que en el de aquellos que no fueron inoculados con Nicvax. (desconocido, España)

La vacuna logra estos efectos en los ratones debido a que las partículas de nicotina que llegan a la sangre a través de los pulmones son muy pequeñas y tienen una enorme movilidad, eso les permite infiltrarse en cualquier rincón del cuerpo humano evadiendo el sistema inmunitario. Los doctores Naso, Enifar y Fattom que han patentado ya la vacuna, consiguieron que el sistema inmunitario creara agentes que reaccionaran ante la nicotina, anticuerpos que capturasen sus partículas y les dieran un tamaño que impidiese su acceso a cerebro. El doctor Naso explica:

"En el laboratorio creamos un compuesto mediante la combinación de una proteína no tóxica con varias partículas de nicotina. Cuando este nuevo compuesto llega a la sangre, el sistema inmunitario lo detecta como cuerpo extraño y crea anticuerpos para neutralizarlo. Después, ante la llegada de partículas simples de nicotina, las defensas reaccionan y las capturan". (desconocido, España)

Las partículas de nicotina unidas a los anticuerpos alcanzan un tamaño que impide su infiltración en el cerebro. Como resultado, la llegada de la nicotina a la sangre no genera en el consumidor de tabaco el placer esperado. Se trata de una vacuna activa porque los anticuerpos los produce el propio organismo a través del sistema inmunitario.

Está previsto que a principios del año 2002 la Agencia de Medicamentos y Alimentos de Estados Unidos autorice su ensayo en humanos, y de ser aprobada, se convierta en el negocio del siglo. Aunque quizá también en la controversia del siglo pues la vacuna también tiene carácter preventivo y podría aplicarse por ejemplo a un joven que de esta manera, al fumar un cigarrillo en una fiesta, no se convertiría en un adicto.

El cáñamo de las Indias

MARIHUANA HACHÍS Y ACEITE

*Las asociaciones de consumo de marihuana con
conductas criminales son un error histórico y una
manipulación de información, pues no existen
correlaciones probadas que afirmen dicha asociación.*

*Evidentemente es innegable que hay delincuentes que la
consumen, como hay los que no la consumen.*

*El hecho de la relación de esta planta con la
delincuencia se ubica en su ilegalidad, es decir, no es que
el usuario por su consumo realice actos de delincuencia
o criminalidad, sino que al sembrarla, comprarla,
venderla, poseerla o transportarla, se convierte en un
delincuente, jurídicamente hablando.*

Rodrigo Azuela y Arnaldo Vidal:
Análisis psicológico y social de la Cannabis

Cáñamo es el término castellano que reciben las plantas pertenecientes al
género Cannabis en cualquiera de sus tres variedades: sativa, índica y
rudelaris. Aunque existe cierta controversia respecto a las rutas de
expansión que siguió la Cannabis, no hay duda alguna de que su origen
es asiático. Durante milenios, los hindúes han consumido tres diferentes
psicoactivos derivados del cáñamo. El más débil es el bhang: hojas,
semillas y tallos de la planta hembra triturados. El ganja resulta dos o
tres veces más fuerte al incluir también los concentrados de las flores. El
más potente es el charas, la resina pura que en Oriente Medio se conoce
como hachís.

El cáñamo ha sido una de las plantas más cercanas al hombre. La fibra
de cáñamo se ha hallado en los restos de muchas localizaciones
euroasiáticas. Recientemente arqueólogos franceses han descubierto
antiguos puentes construidos en Asia mediante un proceso que
mineraliza el cáñamo convirtiéndolo en una especie de cemento
resistente y duradero. Las tropas de Napoleón I que realizaron
expediciones al continente asiático llevaron a Europa la costumbre de
consumir preparados hechos a partir del cáñamo. Se cree que de Europa
pasó a las colonias españolas en América durante la época de la
conquista. Se cree también que los inmigrantes mexicanos que se

asentaron en el sur de los Estados Unidos hacia la tercera década del siglo XX fueron quienes llevaron a esas tierras la costumbre de consumir el cáñamo con fines recreativos. A partir de entonces, marihuana y cáñamo comenzaron a disociarse en los Estados Unidos y en muchas otras partes del planeta. El primer término (marihuana) se usó exclusivamente para describir las partes de la planta con efectos psicoactivos y cualidades terapéuticas, mientras que el segundo (hemp) siguió utilizándose para hacer referencia al resto de la planta y sus productos manufacturables.

El cáñamo es otra de las plantas que ha transitado de la deificación a la satanización gracias a una mezcla de elementos económicos, religiosos, artísticos, racistas e incluso bélicos. Hoy en día, aunque sus aplicaciones no psicoactivas han dejado de explotarse comercialmente, la marihuana es la sustancia ilegal de mayor consumo a nivel mundial. Según cálculos oficiales de la propia DEA, actualmente cerca de 50 millones de personas utilizan regularmente marihuana en los Estados Unidos y según las Naciones Unidas, en todo el planeta los usuarios suman la impresionante cantidad de 141 mil 200 millones, únicamente superados por los consumidores de sedantes que son alrededor de 227 mil 400 millones.

Aunque sus efectos secundarios sobre el cuerpo físico son muy inferiores a los de drogas legales y socialmente aceptadas como pueden ser el tabaco o el alcohol, la marihuana es uno de los psicoactivos más adictivos que existen, a pesar de que quienes preconizan sus múltiples y cada vez más reconocidas utilidades terapéuticas, no parecen tomarlo muy en cuenta. En cambio propagandizan bastante los beneficios del cultivo legal de cáñamo no psicoactivo, encontrando utilidades textiles, alimenticias e incluso ecológicas, entre las más redituables en un claro intento por disociarlo de su mala imagen.

Antes de su prohibición mundial, el cáñamo era una planta que se cultivaba no sólo por sus propiedades de alterar la conciencia, sino por los grandes beneficios que sus semillas y su pulpa pueden aportar al hombre. Las semillas no contienen ningún elemento que actúe sobre el sistema nervioso central y son en cambio una fuente alimenticia altamente nutritiva: sólo un puñado de ellas suministra los requerimientos diarios de proteína y ácidos grasos esenciales para un adulto. La pulpa puede utilizarse para fabricar papel, para tejer cuerdas e hilar lonas. El documento original que contiene la Constitución de los Estados Unidos se escribió en papel hecho con cáñamo, las primeras hamacas de las costas mexicanas se tejieron con hilo de cáñamo e incluso los primeros jeans Levi's® se confeccionaron también con lona del noble cáñamo.

El cáñamo psicoactivo y sus derivados, esto es, la marihuana y el hachís, son los primeros y más fuertes candidatos para su legalización, pues cada vez son más los territorios que están aceptando y despenalizando sus usos terapéuticos en todo el mundo.

Marihuana

Datos generales

Origen

En un escrito de la corte del emperador Shen Nung que data del 2737 a. C. se encuentra la primera descripción completa de la planta conocida como cáñamo. Se recomienda contra la malaria, los dolores reumáticos y los desórdenes femeninos.

La Cannabis es una planta originaria de las planicies de Asia central, difundida a todo el globo terráqueo gracias a la intervención humana. A causa de su rápida propagación y adaptabilidad ambiental, la Cannabis tuvo un gran impacto en las expresiones de diversas culturas. Los asirios, por ejemplo, conocían la hierba y se sabe que la usaban al menos desde el siglo IX a.c. como anestésico y para enfrentar el viaje a la muerte. En los escritos sánscritos se habla de las "píldoras de la alegría" compuestas con goma de cáñamo y azúcar. (ONU, Las Naciones Unidas y la Fiscalización del uso indebido de drogas, 1990) Se cultivó extensamente en la India y formó parte de la religión hindú. Se menciona en los escritos de Sutra, el tratado más antiguo de medicina hindú, y en los libros de los vedas se le atribuye orígenes divinos denominándosele Vilahia, que significa Productora de la vida. (Center)

De acuerdo a ciertos autores, el cáñamo fue introducido en América Latina por los esclavos negros (Brau, 1973) (Connell Clarke, 1981); de acuerdo a otras fuentes, llegó gracias a los colonialistas ingleses, españoles o portugueses (ARSEC, 1999) (Schroeder, 1990). Sea cual sea la vía por la que haya llegado, es un hecho que los indígenas mesoamericanos la adoptaron como parte de su medicina natural desde hace ya cientos de años. En la actualidad, los tepehuas de México la utilizan también con propósitos rituales, especialmente cuando escasea el peyote.

Etimología y denominaciones

Desgraciadamente no existen muchas fuentes que exploren la etimología de este vocablo. Entre las pocas que hay, un manual de capacitación de los agentes mexicanos de la Procuraduría General de la República (PGR M. d., 1990) asegura que la palabra marihuana proviene del náhuatl malihuana, palabra compuesta por mallin que quiere decir prisionero, hua que significa propiedad, y la terminación ana, coger, agarra, asir. Se supone que los indígenas al identificar a la planta con el nombre de malihuana, quisieron expresar que la planta se apodera del individuo.

Marihuana

Los estadounidenses creen que marihuana es una contracción de los nombres propios María y Juana y la han convertido en marihuana. En la actualidad, cada región tiene su forma particular de referirse a la marihuana. En México por ejemplo, se le llama mota o yerba y en España maría, mientras que los cigarros hechos con ella se conocen como chubys, dubis, toques, joins, porros o canutos. La persona que consume este psicoactivo de forma regular también tiene denominaciones específicas, en México es un pacheco o un marihuano, aunque esta última palabra tiene connotaciones más bien despectivas; y en España es un porreta y en términos despectivos o un fumeta. Quien está bajo los efectos de la marihuana, en México está high o pacheco, y en España está colocado o emporrado.

Química

Identificación
En sus orígenes, la Cannabis tiene dos variedades principales: índica y sativa. Algunos autores señalan una tercera variedad que es la rudelaris, pero la mayoría sólo reconocen las dos primeras. No obstante, hoy en día se pueden adquirir semillas de Cannabis de más de un centenar de variedades diferentes en general desarrolladas genéticamente por estadounidenses y holandeses a partir de variaciones, hibridaciones y poli hibridaciones.

Si no se cosecha puede llegar a alcanzar hasta 4 metros de altura. Sus hojas lanceoladas y dentadas, que pueden llegar a medir 15 cm de largo, la distinguen singularmente. Tienen digitaciones de entre 3 y 15 segmentos, aunque por lo general son de 7 a 9 fragmentos.

Flores de la planta macho. Se reproduce por polinización a través del viento, por lo que su cultivo requiere la presencia de dos géneros: las plantas macho que producen el polen y las hembras que dan las semillas.

Las hojas y las flores de ésta última contienen mayores concentraciones de THC y son las únicas que se utilizan por sus propiedades psicoactivas.

Composición
La planta de Cannabis contiene alrededor de 400 sustancias químicas diferentes, 60 de las cuales están estructuralmente relacionadas con el tetrahidrocanabinol delta-9 o THC, que es el principal psicoactivo de esta planta. También contiene otros cannabinoles como el delta-8 que es

el segundo activo; el resto de ellos son inactivos o activos débiles que tienen el potencial de aumentar su actividad junto con el THC.

La concentración de sustancias psicoactivas depende de la variedad de la Cannabis: las más psicoactivas son la índica y la sativa y la menos concentrada es la rudelaris.

La cantidad de THC varía entre 1 y 4% en los cultivos americanos y de 5 a 15% en las plantas asiáticas más resinosas. En las variedades genéticamente desarrolladas por lo general se busca que los valores sean los más altos posibles.

Farnsworth (Azuela) afirma que las variaciones de la composición química y la actividad biológica de la Cannabis en el hombre, se deben principalmente al hecho de que algunos de sus componentes son inestables y cambian de forma; estas conversiones biológicas tienen lugar con mayor rapidez en las regiones tropicales que en las zonas de clima templado, por lo que cabe esperar que las plantas crecidas en lugares cálidos tengan mayores concentraciones psicoactivas. Por otra parte, dichas concentraciones continúan teniendo conversiones biológicas una vez cosechada la planta, por lo que muestras del mismo ejemplar que no tienen el mismo tiempo de almacenamiento, dan origen a diferentes efectos al momento de ser consumidas.

Formas de adulteración
En términos generales, esta es la droga menos expuesta a sufrir adulteraciones. No obstante, los cultivos ilícitos de marihuana, al no estar sujetos a controles de calidad, pueden rociarse con herbicidas tóxicos como el Paracuat® que son corrosivos para el esófago y llegan a producir fibrosis, una forma severa de daño al pulmón.

Farmacología

Mecanismo de acción y formas de empleo
Para usos terapéuticos y recreativos las hojas y principalmente las floraciones (los cogollos) de la planta hembra se desecan, se trituran y se fuman en pipas comunes, pipas de agua, vaporizadores o cigarrillos.

También pueden mezclarse con harinas para preparar pasteles, galletas, brownies, hotcakes, etc.

Los efectos de la hierba fumada o inhalada a través de un vaporizador comienzan entre cinco y diez minutos después de su administración pulmonar y duran entre una y dos horas.

Los efectos de la ingestión oral comienzan después de media; son más fuertes y más duraderos, pudiendo prolongarse hasta cinco horas máximo.

Finalmente se han encontrado receptores específicos en los que actúa el THC, son los CB1 que se localizan principalmente en las moléculas de los ganglios basales que intervienen en la coordinación de los movimientos voluntarios, en el hipocampo que es el asiento de la memoria a corto plazo y en el cerebelo, encargado de la coordinación del equilibrio y de los movimientos finos. En el lóbulo frontal y el temporal se halla el asiento de la memoria operativa y aquí también hay bastantes receptores CB1. Asimismo se encuentran en sitios como la corteza estriada, la corteza cerebral y en el córtex frontal que controla las funciones cerebrales "ejecutivas", como por ejemplo las fantasías, la despersonalización y las alteraciones en la percepción del tiempo. Por último, la existencia de receptores CB1 en las regiones del sistema límbico relacionado con la conducta emocional y motivacional puede ayudar a explicar tanto los efectos euforizantes como su capacidad para desencadenar reacciones de pánico/ansiedad y el llamado "síndrome a motivacional" asociado al uso prolongado de este psicoactivo. (Iversen, 2011)

Otro dato curioso y revelador acerca de los canabinoides es que siguen siendo detectables en el plasma sanguíneo hasta 30 días después del consumo de hachís o marihuana debido a que las moléculas de los compuestos activos son absorbidas por los tejidos grasos y se liberan de manera muy lenta en comparación con otros psicofármacos.

Usos terapéuticos
El cáñamo era una especie de panacea antes de su prohibición y parece que continúa siéndolo a pesar de ella: en diversos países asiáticos y latinoamericanos sus varas se hierven para conseguir infusiones relajantes capaces de facilitar las contracciones durante las labores de parto; sus hojas maceradas en alcohol se untan para curar los dolores reumáticos o se fuman para aliviar el asma y los dolores de cabeza provocados por la migraña.

En los periódicos mexicanos de la década de los cincuenta todavía se encontraban afirmaciones como esta: "la marihuana es un magnífico analgésico para los dolores reumáticos y este remedio se prepara con alcohol y ajo machacado siendo muy usado por nuestra gente pobre que todavía recurre a la farmacopea de casa." (Astorga, 1996)

¿Qué es y con qué se compara la marihuana?

Actualmente se está estudiando, principalmente en el Reino Unido, el uso de canabinoides sintetizados a partir del THC como el dronabinol comercializado como Marinol® y la nabilona, como Cesamet®. Estos fármacos sintéticos buscan aislar las propiedades físicamente terapéuticas de las alteraciones perceptuales, pero no han tenido mucho éxito en desligar una cosa de la otra.

Los mayores méritos de la marihuana como agente terapéutico en la medicina occidental están en la inhibición de los cuadros de náuseas, vómito, pérdida de apetito y dolor en pacientes con cáncer que reciben quimioterapia o en pacientes que padecen sida y se les administra AZT. De forma experimental también se está utilizando con bastante éxito en los cuadros de arteriosclerosis múltiple, principalmente para suprimir los espasmos sintomáticos.

En el tratamiento experimental de glaucoma, provocado por una presión excesiva de fluido dentro del globo ocular, la marihuana, fumada o los derivados del TCH administrados en forma oral, reducen considerablemente la presión. Y uno de sus componentes, el ácido canabidiólico está considerado como un poderoso desinfectante. Estos son los únicos usos terapéuticos que a la fecha reconoce la medicina institucional. No obstante, tal reconocimiento no ha hecho cambiar la legislación que prohíbe su uso médico a nivel mundial. Únicamente se ha legislado al respecto en Alemania, el Reino Unido, en algunos estados de la Unión Americana y recientemente en España.

Leslie L. Iversen, nos ofrece en su libro: Marihuana, conocimiento científico actual, el siguiente resumen de las conclusiones relativas a los usos terapéuticos del cannabis:

1. *Los únicos usos terapéuticos de los que se tienen pruebas científicas son en el tratamiento de las náuseas y los vómitos asociados a la quimioterapia contra el cáncer, y como estimulante que contrarreste la pérdida del apetito y la caquexia asociada al SIDA. Hay, no obstante, pruebas científicas que avalan el uso potencial del cannabis en otras dolencias, en concreto para las relacionadas con los dolorosos espasmos musculares y posiblemente como método alternativo en el tratamiento de los dolores clínicos resistentes. Por el momento, sólo se disponen de casos anecdóticos en enfermedades tales como la esclerosis múltiple, la espasticidad, las lesiones de médula espinal, la migraña, el glaucoma o la epilepsia.*

2. *El perfil de seguridad del THC -el ingrediente activo del cannabis- es bueno, ya que presenta una toxicidad muy baja a corto y a largo plazo. Sin embargo, algunos de sus efectos agudos, entre ellos, reacciones centrales desagradables, intoxicación y lesiones temporales de las funciones motoras y cognitivas, limitan la utilidad del THC como fármaco. Al parecer, existe un margen muy estrecho entre las dosis que producen los efectos deseados y los indeseados.*

3. *Debido a los efectos cardiovasculares del THC y a su tendencia a empeorar los síntomas de esquizofrenia, los pacientes con trastornos mentales o con enfermedades cardiovasculares no son sujetos aptos para tratamientos elaborados a partir del cannabis. Como sucede con otros muchos fármacos que afectan el SNC, se debería evitar el cannabis durante la gestación.*

4. *La seguridad de la marihuana fumada es una cuestión más controvertida, ya que en un buen número de consumidores habituales provoca bronquitis crónica, y debido al riesgo de que a largo plazo se establezca una relación con los cánceres del tracto respiratorio, no parece aconsejable recomendar su uso prolongado. Con todo, en determinados casos de pacientes gravemente enfermos está justificado el uso de la marihuana con fines humanitarios.*

5. *En todos los casos, sin olvidar el uso de la marihuana fumada, hacen falta pruebas clínicas mejor controladas y se necesita también, con urgencia, investigar en la mejora de los métodos de administración del fármaco.* (Iversen, 2011)

Dosificación

Como ya se ha mencionado, la potencia de este psicoactivo depende de diferentes factores como son la variedad de la planta, el clima en que fue cultivada y el tiempo que tenga de haber sido cosechada. Debido a esto la dosificación no es muy precisa.

Tomando como parámetro un cigarro liado con material de potencia regular, la dosis baja puede alcanzarse con ½ cigarro, la dosis media con uno y las altas con más de uno. Si existe una dosis letal, aún no se encuentra. Según Escohotado (Escohotado, El Libro de los Venenos, 1990), se llegaron a inyectar hasta 57 gramos de extracto líquido de Cannabis en la yugular de un perro que pesaba 12 kilos y para sorpresa de los investigadores, el animal se recuperó tras estar inconsciente día y medio.

¿Qué es y con qué se compara la marihuana?

No más de la mitad del contenido de THC en un cigarrillo se absorbe a través de los pulmones, por lo tanto, un cigarrillo de aproximadamente 250 mg que contiene alrededor de 1% de THC sólo suministra al organismo 2.5 mg de esta sustancia. (Azuela)

Se ha especulado mucho en torno al aumento en las concentraciones de THC en los cultivos a partir de la década de los setentas puesto que se cree que una mayor calidad del producto implica un mayor riesgo de intoxicación; sin embargo, los usuarios habituales de marihuana suelen practicar lo que se conoce como autorregulación, esto es, fuman hasta reconocer los efectos que esperan; si la marihuana no es de buena calidad, siguen fumando, si es muy potente, dejan de hacerlo. Según explica un usuario de la red de Internet, los consumidores de marihuana experimentados están acostumbrados a adquirir su hierba de diferentes suministros, y saben que si fuman todo un cigarro de una hierba muy potente, se van a poner "muy pachecos". Como estar "muy pacheco" es más bien una experiencia poco placentera, los fumadores pronto aprenden a tomarse su tiempo y "probar las aguas" cuando no saben qué tan fuerte es la marihuana. (High)

Respecto a la dosificación en casos de ingestión oral, ésta depende de la receta que se siga.

Efectos psicológicos y fisiológicos

Los efectos psicológicos no son fáciles de describir, ya que en sí, la intoxicación con Cannabis tiene diferentes síntomas y son de carácter impredecible. Cada individuo tiene una experiencia diferente en cada ocasión que la utiliza. Tomando esto en consideración, sólo es posible mencionar algunos aspectos generales que aparecen como constantes en varias investigaciones científicas:

> *El primero de ellos es el aumento en la agudeza visual, táctil, gustativa y sobre todo auditiva. De hechos son bastantes los músicos que suelen usarla con el propósito de escuchar o componer música. Referente a la concepción distorsionada del tiempo, tenemos que esta es una de las pocas variables en las que coinciden unánimemente todos los estudios. Diversas personas entrevistadas comentan que los intervalos de tiempo parecen subjetivamente elásticos, es decir, que los minutos parecen horas y los segundos minutos, el tiempo parece discurrir más lentamente. Según acota Grinspoon (Grispoon, 1973)(20), esto se relaciona probablemente*

94

con la rápida sucesión de ideas e impresiones que cruzan el campo de la conciencia. En forma semejante, la parálisis de la función de la memoria inmediata destruye el sentido de continuidad que a su vez está íntimamente relacionado con el sentido del transcurso del tiempo.

En dosis bajas suele experimentarse además de los efectos antes mencionados, un descenso considerable en el nivel de atención y una sensación de conciencia personal más marcada. En dosis medias los cambios son más visibles, mientras que en dosis altas pueden producirse ilusiones visuales, lasitud y somnolencia que culminan en un sueño profundo.

Sujetos que han fumado marihuana por primera o hasta quinta vez han reportado no sentir ningún cambio psicológico perceptible a pesar de sufrir los cambios físicos más inherentes, o sea, alteración cardiaca, sequedad bucal y enrojecimiento en los ojos. Otros usuarios novatos reportan risa incontrolable y sentimiento de bienestar; otros hablan de periodos de introspección y otros más han dado cuenta de sensaciones de extrañeza y ansiedad, así como de paranoia o pánico, especialmente en casos en los que la droga se consume en un lugar público o bajo alguna amenaza potencial.

El consumidor habitual deja de percibir estos efectos iniciales a medida que se acostumbra a estar en un estado modificado de conciencia y a partir de entonces las sensaciones que encuentra son bastante más subjetivas como introspección, creatividad, tranquilidad, relajación, percepción aumentada o especializada, etc. Sin que estos estados subjetivos dejen de depender como siempre de la circunstancias del consumo y de la calidad de la marihuana.

En la mayoría de los sujetos, a medida que los efectos van desapareciendo, suele surgir un gran apetito, con preferencia por los alimentos dulces. Weil y sus colaboradores comprobaron que la teoría de que se debía a una hipoglucemia provocada por la acción de los componentes activos de la hierba era un error, ya que ellos encontraron que no hay cambios de importancia en

¿Qué es y con qué se compara la marihuana?

los valores sanguíneos del azúcar después de haber fumado Cannabis. Su nueva teoría sugiere que los alimentos dulces son oportunos para aumentar la glucosa disponible y mantener la oxigenación óptima. (Weil, 1993)

En opinión de Antonio Escohotado, parece haber una polaridad básica, o quizá mejor una alternancia, en el efecto subjetivo de la marihuana:

Por una parte están las risas estentóreas, la potenciación del lado lúdico y cómico de las cosas, la efusión sentimental inmediata... Por otra hay un elemento de aprensión y oscura zozobra, una tendencia a ir al fondo - rara vez risueño- de la realidad, que nos ofrece de modo nítido todo cuanto pudimos o debimos hacer y no hemos hecho, la dimensión de incumplimiento inherente a nuestras vidas. (Escohotado, El Libro de los Venenos, 1990)

Toda vez que se han tenido las suficientes experiencias iniciales, que pueden ser entre 4 y 20 dependiendo de la personalidad y las circunstancias, el consumidor aprende a conocer la gama básica de los posibles efectos y éstos pueden volverse más sutiles y hasta cierto punto manejables. Según varios informes, la marihuana suele acentuar o aumentar los rasgos básicos de la personalidad, es decir, si una persona es introvertida, lo será más, pero si tiene una personalidad con tendencia psicótica, podrá convertirse en un auténtico psicótico.

En el campo intelectual, la Cannabis incrementa la imaginación pero disminuye la concentración. El lenguaje suele cambiar de ritmo y algunas veces presentarse incoherente, aunque el intoxicado suele tener la impresión de que se está expresando con ingenio y brillantez. Según Azuela y Vidal , dos estudiantes mexicanos de psicología que hicieron su tesis de titulación sobre la marihuana:

Las conclusiones respecto a cualquier asunto parecen estar ya elaboradas en la mente y sorprenden por su claridad, el autor atribuye esto al convencimiento subjetivo de que el flujo de los pensamientos se ha acelerado tremendamente; la falta de coherencia en el lenguaje que resulta de esto, es consecuencia de tal convicción a la que se combina una debilidad de la mente para almacenar recuerdos, de tal manera que los pensamientos se olvidan casi desde el momento en que se expresan. (Azuela)

Esta situación es muy marcada en los consumidores novatos, no obstante, algunos usuarios habituales llegan a sortear tales efectos y aseguran que son capaces de sacarle provecho al proceso. El escritor William Burroughs (Burroughs, El almuerzo desnudo, 1975), por ejemplo, dice que muchas de las escenas de su libro Naked Lunch las debe a la marihuana ya que ésta le ayudó a activar procesos mentales de asociación que en otra forma le habrían sido inaccesibles. El poeta norteamericano Allen Ginsberg por su parte, escribió un Primer Manifiesto para terminar con la Prohibición en el que describió sus propias experiencias con la marihuana en los siguientes términos:

Ocasionalmente prefiero usar marihuana que alcohol, y he venido haciéndolo durante varias décadas. Cuando digo ocasionalmente, lo digo en el sentido literal: He pasado bajo sus efectos más o menos las mismas horas que he pasado en las salas cinematográficas -a veces 3 horas a la semana, a veces 12 o 20 o más, como en los festivales de cine- experimentando siempre el mismo grado de alteración en mi conciencia normal respecto al misterioso universo lívido de alegría, dolor, descubrimiento, nacimiento y muerte; ocasionalmente he experimentado también bajo su efecto la vacuidad y el azoro ante sus formas y los estados de conciencia descritos en el Prajna Paramita Sutra, central para el budismo o incluso para la perspectiva cristiana o hindú del Cosmos... la conciencia bajo la marihuana transmuta la atención de los símbolos verbales estereotipados hacia los engranes de fenómenos sensoriales más directos, lentos, absorbentes, ocasionalmente minúsculos... la marihuana es un útil catalizador de percepciones ópticas específicas y áureas estéticas. Bajo la influencia de la marihuana entendí de una nueva manera la estructura de ciertas piezas de jazz y música clásica y estas comprensiones han permanecido válidas por años en mi conciencia normal. La primera vez que descubrí cómo mirar los Cuadros Mágicos de Klee (como estructuras espaciales tridimensionales) fue durante los efectos de la marihuana. Percibí ("honda") por primera vez la "petit sensation" de Cezanne sobre el espacio capturado en una tela bidimensional (por medio del avance y el retroceso

¿Qué es y con qué se compara la marihuana?

de colores, la organización de triángulos, cubos, etc., tal
como el pintor los describe en sus cartas) mientras
miraba Las Bañistas bajo los efectos de la marihuana. Y
observé como nuevos muchos panoramas y paisajes de la
naturaleza que antes, sin darme cuenta, había visto
ciegamente; su imponencia y sus detalles se hicieron
conscientes gracias al uso de marihuana. Estas
percepciones son permanentes, cualquier experiencia
estética profunda deja una huella y una idea respecto a
que buscar para constatar después. (Ginsberg A. , 1968)

En cuanto a los efectos físicos, tenemos que después de la administración se presenta una ligera aceleración del ritmo cardíaco, dilatación de los vasos sanguíneos, expansión de los bronquiolos, enrojecimiento de los ojos y sequedad de boca. La coordinación psicomotriz puede sufrir alteraciones dependiendo de la cantidad utilizada.

En mediciones con la técnica de electroencefalografía (EEG) las respuestas a la acción aguda de este psicoactivo evidenciaban una actividad cerebral propia de un patrón correspondiente a la vigilia, aunque otras veces se observaba una actividad cerebral de onda corta y lenta, típica del estado de reposo o sueño; además se reveló que las variaciones del EEG durante el sueño posterior al consumo de marihuana mostraban un cambio significativo en los patrones de sueño, ya que los sujetos reducían el número de movimientos oculares rápidos que caracteriza la fase REM y tenían más sueño no REM. (Iversen, 2011)

Los riesgos comparativos a nivel pulmonar entre fumar tabaco y fumar marihuana, son menores en el caso de la marihuana: el TCH actúa como broncodilatador abriendo los pulmones, mientras que la nicotina hace exactamente lo contrario; un cigarro de marihuana contiene menos alquitrán que uno de tabaco y como se necesita un menor número de fumadas del primero que dé el segundo para experimentar sus efectos y éstos duran más en el caso de la marihuana, un consumidor inmoderado de tabaco fuma más cigarros que un consumidor inmoderado de marihuana; además no hay un sólo caso documentado de cáncer de pulmón debido al uso de marihuana en ausencia de tabaquismo.

Cabe mencionar que los riesgos derivados del acto de fumar pueden ser minimizados mediante el uso de vaporizadores o pipas de agua. Los alquitranes entran el organismo al momento de ser quemados. Un vaporizador o pipa de agua, no permite ningún tipo de combustión, lo único que hace es calentar la marihuana a 187°C, temperatura suficiente para que el THC se transforme en un vapor o gas prácticamente inodoro. Este vapor de THC es lo único que inhala el usuario.

Consecuencias del uso a mediano y largo plazo
En el caso de consumidores crónicos se han detectado anormalidades menstruales en las mujeres y disminución en las concentraciones de testosterona y cuentas espermatozoides reducidas en los hombres. No existe ningún reporte sobre posibles daños genéticos en bebés cuyos padres consumen habitualmente marihuana.

Varias de las fuentes consultadas señalan también que la mayoría de consumidores que han venido fumando marihuana diariamente durante un lapso mayor de dos años, presentan un patrón crónico de fatiga, pereza, inestabilidad emocional, falta de energía, falta de motivación, disminución de la productividad y pérdida de la iniciativa. Es necesario consignar también que otras fuentes lo niegan argumentando que se debe más al tipo de personalidad del consumidor.

Lo que sí se ha demostrado ya es la afectación cognitiva, especialmente importante para los estudiantes, pues les impide retener lo que han estudiado.

La marihuana afecta a la memoria de trabajo (memoria a corto plazo), reduciendo la capacidad de retener y procesar transitoriamente la información para razonar, comprender y aprender. Según un estudio que acaba de publicar la prestigiosa revista Cell, la clave reside en que el ingrediente psicoactivo principal de esta droga (el tetrahidrocannabinol o THC) no afecta a las neuronas sino a los astrocitos, las células de la glía que les dan soporte y les sirven como "andamios". Eso implica que los astrocitos, además de nutrir y proteger a las neuronas, tienen un rol activo en la formación de los recuerdos. (Revista Muy interesante)

Los investigadores de Centro de investigación ORYGEN y del Centro de neuropsiquiatría de la Universidad de Melbourne, (reseñada en el número de junio de 2012 en la revista Archives of General Psychiatry), realizaron lecturas de Imagen por resonancia Magnética (IRM) de alta resolución en los cerebros de quince hombres que fumaban más de cinco cigarrillos de marihuana al día durante más de diez años. Los compararon con los escáneres de 16 hombres que nunca usaron marihuana.

Además, todos los hombres tomaron pruebas verbales de memoria y se les examinó por síntomas de trastornos psiquiátricos.

¿Qué es y con qué se compara la marihuana?

"Mientras más marihuana usaban, más propensos eran los individuos a mostrar volúmenes cerebrales reducidos en el hipocampo y la amígdala, además de ser más propensos a desarrollar síntomas de trastornos psiquiátricos y a tener discapacidad significativa de la memoria", señaló el doctor Yucel, director del equipo de investigación.

De hecho, los hipocampos de los usuarios de marihuana eran doce por ciento más pequeños, y las amígdalas 7.1 por ciento más pequeñas que los de los que no eran usuarios. Además, los hombres que usaban marihuana también presentaban síntomas de trastornos psiquiátricos, encontró el grupo de Yucel.

El hipocampo se asocia a la regulación de las emociones y la memoria, mientras que la amígdala controla el miedo y la agresión. "Hay una continua controversia sobre los efectos a largo plazo del cannabis en el cerebro", dijo Yucel. "Estos hallazgos desafían la generalizada percepción de que el cannabis tiene efectos dañinos limitados, o no los tiene, sobre el cerebro y la conducta. Aunque el uso modesto podría no conllevar efectos neurotóxicos significativos, estos resultados sugieren que un abundante uso diario podría de hecho ser tóxico para el tejido cerebral humano".

Un experto concurre en que el uso excesivo de marihuana puede tener efectos negativos sobre el cerebro."Estos hallazgos no resultan sorprendentes", dijo el Dr. Adam Bisaga, profesor asistente de psiquiatría de la Universidad de Columbia y psiquiatra de la adicción del Instituto psiquiátrico del estado de Nueva York. "El uso crónico de grandes cantidades de cualquier sustancia que afecta la transmisión neural probablemente conlleve cambios no adaptativos y llevará a la reorganización de las redes neurales, y posiblemente afecten las estructuras cerebrales".

Bisaga señaló que los usuarios empedernidos de marihuana probablemente representen sólo una proporción muy pequeña de los usuarios. "No está claro si se pueden ver cambios clínicamente significativos en los usuarios recreativos e infrecuentes de marihuana, que no fueron estudiados aquí. Estos hallazgos sugieren que la educación de salud pública, además de las evaluaciones, reconocimiento y tratamiento precoces de la dependencia al cannabis, podrían prevenir la progresión de la enfermedad y la pérdida de función cerebral y complicaciones psiquiátricas relacionadas", dijo Bisaga.

Potencial de dependencia
Es significativamente alto, aunque se trate únicamente de dependencia psicológica. El consumo reiterado genera hábitos y asociaciones condicionadas difíciles de romper. La marihuana no provoca dependencia física, por lo que su retiro no produce ningún síndrome de abstinencia orgánico. No obstante, pueden presentarse algunos síntomas de orden psicológico como ansiedad, tensión o irritabilidad que desaparecen al cabo de unas semanas.

El fenómeno de tolerancia en el consumo de marihuana es bastante singular. Muchos usuarios que utilizan este psicoactivo por primera vez no suelen experimentar sus efectos sino hasta después de la segunda o tercera vez y mediante dosis elevadas, mientras que consumidores crónicos suelen presentar casos de tolerancia revertida, esto significa que, ante la repetición de la misma dosis por tiempos prolongados, ocurre un descenso en la cantidad necesaria para provocar los mismos efectos. Se ha comprobado que el THC se acumula en las zonas grasas del cuerpo y se reintegra lentamente al torrente sanguíneo para ser excretado, de manera que un consumidor habitual que tiene una reserva corporal del principio activo, requiere sólo de una pequeña dosis para echar a andar un proceso condicionante de activación del THC acumulado.

¿Qué hacer en caso de emergencia?
La marihuana es una de las drogas con más altos márgenes de seguridad. Nunca se ha reportado un solo caso de muerte por intoxicación al fumarla. El único peligro inmediato que supone su consumo es la posibilidad de sufrir un llamado malviaje que se manifiesta por ansiedad, miedo e ideas paranoides, en cuyo caso se recomienda infundir confianza y serenidad al consumidor, cambiar de ambiente y de ser verdaderamente necesario, administrar 5 mg de haloperidol (Haldol®).

Hechos interesantes

Régimen legal actual
La marihuana está prohibida, pertenece a la Lista I. En la práctica esto significa que no hay autorización alguna para comercializar marihuana con fines recreativos, a excepción de lo que ocurre en Holanda, quien no firmó la ratificación del tratado internacional correspondiente y en cuyo territorio es absolutamente legal la cosecha, venta y consumo de Cannabis y sus derivados en lugares específicos para tal efecto (coffee-shops, smart shops y grow-shops).

¿Qué es y con qué se compara la marihuana?

En el resto de los países adscritos a la ONU, para utilizar esta planta o sus derivados con fines científicos hay que seguir una serie de trámites burocráticos que, al menos en México, suelen durar varios meses o años. En vista de que sus usos médicos todavía no están reconocidos por la Organización Mundial de la Salud, a nivel mundial aún no se autoriza su cultivo y comercialización con fines terapéuticos.

Sin embargo, cada día son más las regiones del globo terrestre que paulatinamente comienzan a despenalizar su uso con fines terapéuticos. En noviembre de 1996 los estados norteamericanos de California y Arizona aprobaron su uso médico. Inmediatamente la administración del presidente Clinton se dio a la tarea de revertir las iniciativas aprobadas en esos estados, argumentando que se trataba de una estrategia nacional para legalizar las drogas y despenalizar el uso de estupefacientes (Rechaza el senado de EU uso legal de la marihuana, 1996), pero esta idea no prosperó y la despenalización, no sólo prevaleció sino que se ha extendido a otros estados de la Unión Americana y al territorio de Canadá.

En marzo del 2000 el Tribunal Constitucional de Alemania también aprobó el uso terapéutico de la marihuana en todo su territorio, aunque mantiene la prohibición del uso recreativo para el resto de la población. Lo mismo ocurrió ya en el reino Unido y en España a partir de mediados del 2001.

En el caso de la legislación mexicana en materia de drogas, aún no se reconoce que la marihuana tenga ningún valor terapéutico, pero como el consumo de la misma no está penalizado, de acuerdo a las Tablas de penas previstas en el artículo 195 bis del Código Penal para el Distrito Federal en Materia Común y para toda la República en Materia Federal, portar menos de 30 g de MARIHUANA se considera como consumo personal y no se aplica ninguna sanción según el artículo 199 del mismo Código. La dosis media activa consignada en esta página de ¿Infierno ó Paraíso Químico?... es de 250 mg (equivalente a un cigarrillo). Una cantidad mayor se considera como tráfico y sí está sujeta a penalización, dependiendo de la cantidad (consultar las tablas).

Los antiguos usos rituales de cannabis

En Nepal y el Tíbet esta planta era utilizada desde tiempos inmemoriales por los yoghis como ayuda en sus meditaciones, y los devotos varones la empleaban como símbolo de fraternidad consumiéndola en grupo. Un detalle revelador es que inicialmente no la fumaban sino que preparaban decocciones de la planta que bebían en un contexto ritual y con una periodicidad bastante espaciada. Quienes comenzaron con la costumbre de fumarla fueron los ancianos que recurrían a ella para matar el tiempo cuando su avanzada edad les impedía trabajar en el campo (Ver más al respecto en Entrevista con Helen Flix).

En África el consumo del cannabis se conocía como una fuente de placer y con fines religiosos mucho antes de la llegada de los europeos. Conocida comúnmente como dagga, los pigmeos, zulúes y hotentotes la utilizaban en sus rituales religiosos y como remedio curativo. Se sabe que su uso en las ceremonias religiosas de Etiopía se pierde en la noche de los tiempos y que los primeros cristianos coptos la adoptaron en sus ceremonias religiosas. (Iversen, 2011)

En la India, los primeros sadhus (ascetas errantes), eran nómadas por propia voluntad, vivían en los bosques y cuevas o caminaban sin parar, alimentándose de las limosnas que la gente les dispensaba. Se suponía que a su paso por las distintas poblaciones irradiaban energía espiritual aumentando la conciencia de cada región y del planeta. Practicaban la austeridad física, incluido el celibato y largos periodos de ayunos.

Paulatinamente la figura de los sadhus fue decayendo, coincidiendo con el abuso del bhang que inicialmente utilizaban para concentrar sus pensamientos en lo divino y soportar las dificultades. Sus cabellos colgaban en forma de mechones largos y enmarañados, su piel estaba cubierta de arena o cenizas, y sólo portaban unos cuantos harapos o andaban desnudos. Creían que el consumo de bhang les confería un poder espiritual, les acercaba a la verdad y les servía para rendirle pleitesía a Shiva, de quien decían que se hallaba permanentemente bajo los influjos del cannabis. (Iversen, 2011)

Investigadores como Gordon Wasson apoyan la idea de que tres mil años antes de nuestra época la India podía haberse encontrado al borde de una era psicodélica como la de Estados Unidos en los sesenta debido a la alta cantidad de sadhus fumadores de bhang en quienes era imposible determinar si predominaba la sattva (iluminación) o la tomas (indolencia), por lo que los brahmanes sabios habrían tenido que hacer todo lo que estaba al alcance de sus manos para evitar tal abuso. Esto explicaría también por qué el Gautama Siddhartha el Buda estaba tan en contra de la intoxicación como para incluirla entre las cinco cosas prohibidas, junto con el asesinato, el robo, la mentira y el adulterio (Ver más al respecto en El hongo y la génesis de las culturas y las religiones).

¿Qué es y con qué se compara la marihuana?

El cáñamo como estandarte subversivo en las colonias europeas
En vista de que la costumbre ancestral de consumir productos
psicoactivos derivados del cáñamo y la adormidera estaba fuertemente
cimentada en las colonias africanas y asiáticas de Europa, Inglaterra se
plantea una doble estrategia: introducir paulatinamente el consumo de
drogas occidentales y usufructuar mientras tanto los psicofármacos
locales. En esta última empresa logra bastante éxito y aunque la literatura
europea de principios del siglo XX describe al charas como "una tonta y
cruel droga, cuyo uso está propiamente excluido de la medicina
civilizada" (abuse), en 1909 la India británica importa a otros territorios
(Nepal y Afganistán sobre todo) hachís o marihuana en cantidades que
exceden el valor combinado de todas las demás exportaciones
relacionadas con la medicina o el esparcimiento durante la época.

El plan de substitución de psicoactivos no corre con la misma suerte. De
hecho resulta contraproducente, pues a partir de 1925, para Inglaterra el
hachís se había convertido en símbolo de una actitud subversiva que
comenzaba a cobrar fuerza en todo Egipto. "Los egipcios enarbolaban su
droga contra el whisky y la ginebra, contra el tabaco y los cigarrillos...
contra todo lo que representara a la potencia colonial." (Escohotado,
Historia General de las Drogas (Segundo tomo), 1995) Amplios sectores
de Argelia, Túnez y Libia -en aquel entonces colonias francesas- utilizan
también diversos preparados hechos a base de cáñamo, por lo que a
solicitud de Inglaterra, Francia, Bélgica y España durante la Convención
de Ginebra en 1925, el cáñamo se incorpora a la lista de sustancias
controladas.

Aunque el gobierno de los estados Unidos firma y ratifica el convenio,
no dicta ninguna ley interna que ordene su cumplimiento sino 12 años
después, hasta que los elementos extra farmacológicos necesarios para
hacerlo se reúnen.

*Los inmigrantes mexicanos y los intereses económicos detrás de la
Marihuana Tax Act*
De acuerdo al Reporte que la Comisión Nacional de Marihuana y Abuso
de Drogas (NCMDA) presenta al gobierno de los Estados Unidos en
1972: "Los soldados del ejército de Pancho Villa tenían fama de hacer
libre uso de la droga. El hábito de fumar marihuana por placer en los
Estados Unidos no penetró por la vía europea, que transmitió la fibra, el
aceite y los usos médicos del cáñamo, sino vía México y los indios del
Oeste." (Agriculture)

Marihuana

Durante los años veinte miles de mexicanos se instalan -tanto legal como ilegalmente- en diversas zonas de Luisiana, California, Florida, Colorado, Texas y Utah. En esa época hay muchas fuentes de trabajo en la agricultura y en la industria y los mexicanos se muestran dispuestos a trabajar por bajos salarios. Gracias a ello son bien recibidos y, efectivamente, algunas de sus costumbres comienzan a diseminarse en sus lugares de trabajo y esparcimiento. Cabe señalar que también existe la teoría de que fueron los esclavos africanos quienes trajeron a América la novedad de fumar Cannabis. No obstante, como bien señala el señor Schroeder, un padre de familia que se tomó la molestia de investigar por qué el gobierno de los Estados Unidos le miente a sus hijos: "La explicación más verosímil es también la más sencilla. La marihuana cobró importancia cuando la Enmienda Constitucional número 18 y la Ley Volstead prohibieron el alcohol. La marihuana era un sustituto barato y 'satisfactorio' del aguardiente, producía los mismos efectos 'estimulantes' y no era, en principio, ilegal." (Schroeder, 1990)

Cada vez son más los estadounidenses que reconocen que los mexicanos se convirtieron en un fastidio en cuanto los trabajos comenzaron a escasear con la Depresión del 29. "Los políticos (que trataban de complacer a la clase de trabajadores blancos) aseguraban que los mexicanos eran responsables de una oleada de crímenes violentos. Las estadísticas policiacas no muestran nada parecido; de hecho, los mexicanos estaban involucrados en menos crímenes que los blancos..." (High)

Durante la Ley Seca: "ser oficial de policía era una cosa agradable, recibías un salario relativamente decente, respeto, impunidad parcial ante la ley, y la oportunidad de recibir sobornos (si eras esa clase de persona)." (High) La prohibición del alcohol no sólo deja una década de fracasos interdícticos sino a un gran número de oficiales desempleados que no están dispuestos a abandonar su estilo de vida y presionan a su gobierno para que efectúe un reordenamiento en el Buró Federal de Narcóticos y Drogas Peligrosas (FBNDD).

En cuanto Harry J. Anslinger -sobrino político del Secretario del Tesoro Andrew Mellon- es designado director, el Buró se da a la tarea de articular una campaña nacional contra el nuevo enemigo. El mismo Aslinger relata en su libro Los Asesinos: "Por radio y en foros importantes relaté la historia de esta yerba maligna que crece en los campos, las márgenes de los ríos y orillas de los caminos. Escribí artículos para revistas, nuestros agentes dieron cientos de conferencias a padres, educadores y dirigentes cívicos y sociales. En transmisiones de televisión seguí denunciando el número cada vez mayor de crímenes cometidos, incluyendo el estupro y el homicidio." (Ginsberg A., 1968) Necesitaban asustar principalmente a los padres de familia y los maestros para convencer al país de que sus trabajos eran importantes.

Aprovechando la oportunidad no tardan en aparecen grupos como la Patriotic Allied Society, los Key Men of America y la American Coalition, que a su deseo de mantener un país 'moralmente limpio' suman consideraciones de orden racial-laboral: "Han cogido a traficantes mexicanos regalando cigarros a los niños en las escuelas. A nuestra Nación le sobra mano de obra y la marihuana es consecuencia directa de la inmigración mexicana." (Cáñamo).

Por si fuera poco, existe otro factor bastante interesante que el Reporte de la NCMDA no menciona: Durante la primera mitad de los treinta la industria del papel de cáñamo comienza a cobrar impulso. A tal grado que diversas revistas especializadas sostienen que en cuestión de unos años la cosecha nacional de cáñamo alcanzará el primer lugar, pero justo en esos años la compañía Dupont® patenta el tratamiento químico de la pulpa de madera y decide asociarse con una cadena de periódicos propiedad de William R. Hearst para la explotación de un nuevo tipo de papel. Con ello comienza la época del "periodismo amarillo", llamado así porque, a diferencia del papel de cáñamo, el papel de pulpa de madera tratada con ácidos químicos se torna amarillo al cabo de unos meses o años (dependiendo de la concentración). Aunque este nuevo papel resulta más barato, el de cáñamo es más resistente y duradero, no exige la tala de árboles y no daña la atmósfera con químicos peligrosos, por lo que muchos compradores continúan prefiriéndolo.

Al darse cuenta de que para monopolizar el mercado necesita sacar de la competencia a los productores de cáñamo, Hearst busca el apoyo del banquero y Secretario del Tesoro Andrew Mellon. Éste otorga su respaldo a la multimillonaria empresa y a partir de entonces los discursos de su sobrino Anslinger se ven complementados con la producción de un documental titulado Reefer Madness (algo así como La Locura del Porro). "El mensaje fue que la yerba conduce a la demencia, el pillaje, la violación y el homicidio." (Agriculture) La locura del toque cumple con su cometido, logra influir en la opinión pública y en 1936, sobre la base de que la marihuana y sus derivados se habían incluido ya en un convenio internacional, se eleva al Tesoro un proyecto de normatividad represiva, no sólo contra las partes psicoactivas del cáñamo, sino contra todo uso de la planta.

Marihuana

Además de los productores poco organizados, nadie protesta porque la mayoría de los americanos no saben que el cáñamo y la marihuana son la misma cosa y nadie pudo asociar a la diabólica hierba de México con las cuerdas con las que se amarraban los zapatos. Un año después se aprueba por unanimidad la Marihuana Tax Act y queda estrictamente prohibido consumir cáñamo en territorio estadounidense. Su cultivarlo e importación para necesidades industriales y de defensa se someten a partir de entonces a la licitación del Departamento del Tesoro. "En lo sucesivo, y hasta 1971, todas las decisiones del Congreso sobre estupefacientes se aprobarían por absoluta unanimidad... la circunstancia muestra hasta qué punto cualquier gesto distinto al máximo rigor sería para los diputados y senadores un acto de lesa majestad electoralista y, por tanto, un suicidio político." (High)

Los usos bélicos del cáñamo0
Durante la Segunda Guerra Mundial, cuando los aliados desembarcan en Argelia y Marruecos y bombardean Alemania, en los Estados Unidos se legaliza el cultivo del cáñamo. Mediante un filme llamado Hemp for Victory (Cáñamo para la Victoria), el gobierno promueve el cultivo de la marihuana para usos bélicos. Esto es: para fabricar lonas, aparejos, velas navieras, etc. El documental instruye a los patriotas:

> *Puesto que las Filipinas y las Indias Orientales se*
> *encuentran en manos de los japoneses, el cáñamo*
> *americano debe volver a llenar las necesidades del*
> *Ejército y de la Marina, así como las de la industria. En*
> *1942, los agricultores patriotas plantaron 36 acres de*
> *cáñamo por invitación del gobierno. Para 1943 la meta*
> *es de 50 mil acres... Tenga cuidado con el cáñamo, para*
> *cultivarlo legalmente es necesario adquirir un registro*
> *federal y un sello de impuestos.* (Agriculture)

Quizá esté de más añadir que una vez concluida la guerra esos registros y sellos dejaron de prodigarse. Lo que sin duda vale la pena mencionar es el comentario de una revista norteamericana a sus lectores rescatado por la periodista Manú Dornbierer en La guerra de las drogas:

> *Todos sabemos que la mota (pot) se hizo ilegal en 1937*
> *después de una tremenda campaña de desinformación.*
> *Lo que muchos no recuerdan, sin embargo, es que el*
> *cannabis se hizo de nuevo legal en 1942 y seguiría*
> *siéndolo mientras duró la segunda guerra mundial. ¿Por*
> *qué? Porque el gobierno necesitaba la cannabis para la*

¿Qué es y con qué se compara la marihuana?

fabricación de cuerdas, zapatos, uniformes y paracaídas.
Lo que significa que cuando el presidente George Bush
saltó de su avión de combate, fue el cannabis la que salvó
su vida. (Dornbierer, 1991)

Cinco principios básicos para evaluar la calidad de la marihuana
En el Especial 2000 de la revista española Cáñamo, hay un artículo
titulado "Conocer, distinguir y elegir el colocón" escrito por el
Reverendo X, un auténtico catador de Cannabis, quien establece los
siguientes cinco parámetros para hablar de la calidad de una variedad:

a) efecto de subida y bajada, lo cual produce "colocones mentales"
o "colocones corporales". Según sus propias palabras,
"llamaremos hierbas up aquellas que inducen a situaciones
estimulantes, y down aquellas cuyas cualidades son más
sedantes; para entendernos, las sativas tienden a estimular las
emociones, inspirando la sociabilidad, el bla-bla y el ja-ja,
mientras que las índicas producen efectos más tranquilizantes y
sedantes, por sus altos contenidos en cannabinoles."

b) duración del efecto, que puede ser corto: entre 15 y 30 minutos
o largo: de 7 a 6 horas

c) tolerancia, o sea, la capacidad o incapacidad de la misma
marihuana para producir la misma sensación inicial. "Así una
hierba de tolerancia alta en menos de una semana nos tiene
hartos y las de baja tolerancia nos colocan siempre igual, pero
con una intensidad alta (son las más buscadas y apreciadas)."

d) techo, cima o cumbre, esto es el número de fumadas o "caladas"
que puedes dar de un mismo material, "la mayoría de las
variedades índicas alcanzan el techo a partir de la décima
calada... no se debe insistir si no se quiere obtener un efecto
indeseado (tos, carraspera, etc.) Sin embargo, no ocurre lo
mismo con las sativas, pues el techo es tan alto que parece que
no existe para ellas; esto significa que cuanto más consumes
más globo coges, lo que suele suceder con las sativas mexicanas
como las de Oaxaca o como las Durban Poisson de Suráfrica, o
con las del norte de Tailandia, verdaderas hierbas sin techo."

e) efectos mentales colaterales, que se suscitan una vez pasados
los efectos, "cuando forzamos el cultivo la tendencia general en
el resultado es que... pueden producir una cierta ansiedad
inesperada, pero no siempre."

El Reverendo X advierte que en términos generales "la técnica de
cultivo, la cosecha en el momento justo y un curado correcto" influyen

sobre todos estos aspectos, aunque la mayoría son principios heredados genéticamente.

Con estos parámetros más los de gusto o sabor, el Reverendo X (Cañamo) suele analizar diferentes variedades de marihuanas cuyos resultados publica la revista Cáñamo. Algunas le parecen buenas y otras malas. Analizando la variedad Blue Grass por ejemplo, dice que tiene un "gusto carnoso, muy persistente, con toques rancios y untuosos a la vez"; y un "colocón muy aceptable, amplio y largo. Sorprendente", por lo que concluye que "si la cata fuese de café, sería el Jamaica de las Blue Mountains". Por el contrario, la Jack Flash no le gustó, dice que tiene un "colocón seco y punzante, poco persistente; y tolerancia muy alta".

Los intentos organizados por despenalizar la marihuana
El Primer Manifiesto para Terminar con la Prohibición sale a la luz en 1965. Allen Ginsberg cuenta que buena parte de sus páginas las escribió bajo los efectos de la marihuana. En el documento defiende la libertad individual para consumir o no substancias psicoactivas, propone que se revise la legislación antinarcóticos y ataca duramente a Harry J. Anslinger, calificándolo de "peligroso fraude" y responsabilizándolo "por inenarrables muertes y sufrimientos" emanados de sus "detestables intereses personales". Asegura también que la mayoría de los mejores poetas, pintores, músicos, cineastas, escultores, actores, cantantes y editores de Estados Unidos e Inglaterra han fumado marihuana durante años: "Yo me he puesto pacheco [high] con una docena de los autores incluidos en la Antología de la Nueva Poesía Americana 1945-1960 de Don Allen; y en años subsecuentes me he sentado a tomar café y a fumar cigarros de marihuana con no pocos de los poetas académicos de la antología rival de Hall-Pack-Simpson." Por último, Ginsberg se pregunta qué va a pasar "Cuando los ciudadanos de este país se den cuenta de que esta decadente, manipuladora, ciegamente aceptada y reaccionaria perogrullada de la policía, la prensa y la ley sobre la 'amenaza del porro' [reefer menace] es en realidad un rastrero truco, un espantajo, una alucinación nacional emanada por el pervertido cerebro de un solo hombre (quizá) como Anslinger..." (Ginsberg A. , 1968)

La respuesta no tarda en llegar. La National Organization for the Reform of Marijuana Laws (NORML) se funda en 1970. Sus metas a corto plazo consisten en lograr que la legislación permita a los médicos prescribir legalmente marihuana a aquellos que sufren glaucoma, sida, cáncer, esclerosis múltiple, cuadriplejia y paraplejia. A largo plazo intentan terminar con la prohibición: "Creemos que fumar marihuana en privado debe ser legal para los adultos". Entre sus miembros se encuentran destacados investigadores y científicos como Kary Mullis, Premio Nobel de Química 1993 y Ann Dryan, esposa y colaboradora del Dr. Carl Sagan.

Esta organización ha logrado reunir una lista impresionante de organismos que apoyan al menos la descriminalización de la hierba. Entre ellos se encuentran la Asociación Médica Norteamericana, la Asociación Norteamericana de Bares, la Asociación Psiquiátrica Norteamericana, la Comisión Nacional sobre Justicia Criminal y la Asociación Norteamericana para las Libertades Civiles. (34)

En España hay ya todo un movimiento de asociaciones anti prohibicionistas y dedicadas al estudio de la marihuana que están agrupadas en la Coordinadora Estatal por la Normalización del Cannabis. Las principales son la Asociación Ramón Santos para Estudios del Cannabis (ARSEC) la Sociedad de Estudios del Cáñamo de Euskadi (Kalamudia) y la Asociación Madrileña de Estudios del Cannabis (AMEC).

Las revistas High Times y Cáñamo
Cuando el consumo de marihuana se expande entre el movimiento hippie durante la década de los setentas, en los Estados Unidos surgen varias publicaciones y organismos orientados a la defensa del consumo de ésta y otras drogas apreciadas por los círculos contraculturales. Entre las primeras destaca la revista High Times dedicada a promover no sólo el consumo, sino el cultivo de la marihuana. Ofrece información sobre las fluctuaciones del mercado negro, sobre las variedades y sus mezclas, sobre los mejores bancos de semillas, aparatos para montar invernaderos clandestinos, etc. Incluso organiza concursos anuales para premiar a los poseedores de las mejores plantas.

Cáñamo, "la revista de la cultura del Cannabis" es la contrapartida de la High Times en idioma español. Fundada en 1997 la revista empezó siendo bimestral. Según relata su fundador Gaspar Fraga en la entrevista que le hice: "En el primer número todas las colaboraciones fueron voluntarias. El diseño de portada lo imaginamos el redactor y yo. Está basado en 'el Hombre' de Leonardo Da Vinci, pero con una hoja de marihuana escaneada. Allí decíamos que ya tenemos voz y llamábamos a salir de la sombra, del armario, etc. a todos los marimberos o pachecos, los fumetas."

Al cabo de un año se vieron en la necesidad de editarla mensualmente y en la actualidad tiene una gran circulación y una importante cartera de anunciantes pues gracias a ella se ha consolidado es un mercado propio referente al cáñamo, que incluye toda una serie de grow-shops, tiendas de textiles, de parafernalia, librerías especializadas, bancos de semillas, etc.. Este era un mercado que estaba listo para explotar, según Gaspar, un mercado que ha sido favorecido "con la revista mediante el intercambio de información con los lectores y los ofertantes de las tiendas.

Para celebrar la entrada del 2000 Cáñamo sacó una excelente edición especial con firmas como Antonio Escohotado, Jonathan Ott, Alex Shulgin, Albert Hofmann, Joseph María Fericgla, Oriol Romaní, Jean-Pierre Galard, etc.

Los mitos de Diego Rivera

Aunque diversos investigadores como Richard Heffern aseguran que "el cáñamo fue introducido en México poco después del arribo de los españoles en el siglo XVI... [y por lo mismo] cualquier uso ritual no puede tener una antigüedad mayor que 400 años aproximadamente", (Heffern, 1974) Diego Rivera estaba convencido de que la marihuana era originaria de México y su uso era común entre los indígenas prehispánicos.

David Alfaro Siqueiros narra en sus memorias la ocasión en que Rivera propuso ante el Sindicato de Pintores, Escultores y Grabadores Revolucionarios de México que se votara el acuerdo de fumar marihuana oficialmente. A pesar de que la hierba era ilegal desde que el gobierno mexicano suscribió los acuerdos internacionales de 1925, no hubo discusión entre los artistas:

> *"Positivamente emocionados y con la mirada puesta en el futuro glorioso que ya se veía delante de nosotros, aprobamos fumar la marihuana para llegar así a la excelsitud de los plásticos de la antigüedad precolonial de México."* (Astorga, 1996)

Rivera propuso entonces llamar a un "catedrático de la marihuana" para que los instruyera. Según narra Luis Astorga en El siglo de las drogas:

> *En su primera lección, el maestro Chema les explicó que hasta ese momento, lo único trascendente y positivamente universal que México le había dado al mundo era la marihuana... Fermín Revueltas interrumpió emocionado al maestro y dijo lo siguiente:*

> *Propongo que enviemos una protesta al presidente de la República y todas las autoridades que intervengan en*

*problemas del orden correspondiente, por haber venido
considerando que el uso de la marihuana constituye un
delito. Y exigiendo, a la vez, que por decreto se
establezca el uso de la marihuana como saludable para
la capacidad cerebral de los hombres de nuestro país.
Que en ese mismo documento -continuó- se haga constar
que la prohibición de la marihuana dictada por los
conquistadores y más tarde reafirmada por los virreyes,
tenía por objeto precisamente provocar la decadencia de
los pueblos de América para poderlos sojuzgar mejor"...
con algunos agregados "más enérgicos" se dieron
inmediatamente a la tarea de redactar los respectivos
telegramas y enviar copias a todos los periódicos del
D.F.* (Astorga, 1996)

Una marihuanada de Rius

Aunque la producción de marihuana en los Estados Unidos sólo alcanza
a cubrir el 25% de las necesidades internas, obtiene beneficios bastante
superiores a los de toda la cosecha de cereales junta. El déficit lo cubren
con 40% de producto colombiano, 25% de mexicano y el 10% restante
de otros países. La producción, el consumo y el tráfico de marihuana han
sido actividades comunes a lo largo de la historia mexicana de este siglo,
prueba de ello son canciones tan populares como La cucaracha y La
banda del carro rojo. De hecho, como afirma el investigador Luis
Astorga, este último corrido "marca el comienzo de una versión histórica
y musical inédita que crea y recrea la socio odisea del tráfico de drogas y
de los traficantes." (Astorga, 1996)

En un número especial de la revista mexicana El chamuco dedicado a la
marihuana "nuestra mejor planta productiva", el caricaturista Rius se
pregunta:

*¿Por qué la DEA obliga a México a perseguir a los
productores de mota y no hace lo mismo en Estados
Unidos?... El cultivo libre -con control oficial, precios de
garantía, etc.- de la mota beneficiaría sobre todo al
campesino indígena que es hoy en día el más jodido... y
las enormes ganancias podrían emplearse -sin andar
pidiendo dinero prestado- para desarrollar en serio al
país... Sí, ya sé lo que van a decir: que es una
marihuanada de Rius...* (Rius, junio de 1966)

Marihuana

Marihuanada o no, es necesario considerar que si bien los productores estadounidenses han desarrollado variedades tan potentes como la llamada "sinse", gracias a las condiciones climáticas y geográficas que imperan en México sería perfectamente factible que nuestro país se convirtiera en el primer productor y exportador mundial de cáñamo. Sobre la calidad del producto mexicano tenemos múltiples testimonios. Antonio Escohotado cuenta por ejemplo que cuando llevaba ya dos décadas fumando prácticamente a diario algo de cáñamo, en 1986 le regalaron cierta marihuana de Sinaloa "de tal potencia que al cabo de pocos días -en un acto de clara cobardía- acabé tirando el resto; habría debido prepararme para unas pocas chupadas de cigarrillo como para una experiencia de peyote o LSD, y una y otra vez eso me parecía absurdo, aunque una y otra vez cogieran desprevenido grandes excursiones psíquicas. La cosa resultaba todavía más extraña teniendo en cuenta que durante ese mismo viaje a México probé marihuanas consideradas -con toda justicia- excelentes, sin rozar siquiera los umbrales que aquella otra trasponía usando cantidades mínimas." Sus amplios conocimientos en la materia le obligan a precisar que "no se trata sólo de potencia sino de tonalidad, pues entre el producto tailandés y el guineano, por ejemplo, hay vacíos que no se igualan bebiendo blancos del Rin y olorosos de Jerez, sake de Japón y pisco de Perú." (Escohotado, El Libro de los Venenos, 1990).

Por lo pronto, Colombia lleva la delantera, tanto en fama como en ventas mundiales. Las variedades cultivadas en Sierra Nevada son las más apreciadas: Oro de Santa Marta, Rubia Azul Celeste, Punto Rojo, etc. Tienen un color tostado claro, instantáneamente diferenciable de las verdes más oscuras que se producen en México y en los Estados Unidos. La regla general es que cuanto más pálido es el color oro, más fuerte es la "marimba", como le dicen los colombianos. La más pálida crece en el límite bajo de la altura óptima, a unos 500 m sobre el nivel del mar, donde el sol quema más ya que a menor altitud, la humedad debilita las resinas esenciales de la planta. La legendaria Rojo Panamá, considerada como la más fuerte de todas, es la misma variedad que la Punto Rojo colombiana, llamada así por las manchitas rojas que tienen los capullos dorados.

El ganja de los rastafaris
La isla de Jamaica tiene características históricas que la diferencian del resto del Caribe. Al igual que en Haití, la inmigración de negros procedentes de África fue mayoritaria por lo que las condiciones

¿Qué es y con qué se compara la marihuana?

culturales y religiosas difieren bastante de las inculcadas en el resto de América durante la etapa colonial.

En Jamaica surgió un fuerte nacionalismo identificado con las raíces africanas que propició la cultura de los rastafaris o rastas y dio origen a una religión fundada por Marcus Gavey en la década de 1930. Para ellos el ganja, nombre que le dan a la cannabis, tiene una connotación sacramental. Los miembros de esta religión aceptan algunas partes de la Biblia, en especial la identifican del cannabis con la hierba a la que se refiere el Salmo bíblico 104:14, "Él creó el pasto para el ganado, y la hierba para el servicio del hombre." (Kitzinger, 1965) También creen que el emperador etíope Haile Selassie fue un dios viviente y representaba "el Jesús de la raza negra"; y que Etiopía es el lugar originario de donde proviene la gente de la raza negra y un retorno final a este país africano es algo parecido al nirvana. (Iversen, 2011)

El consumo ritual del ganja o kaya ha sido el factor determinante para que la religión rasta, así como sus puntos de vista y sus costumbres, hayan sido menospreciados hasta la fecha por historiadores, sociólogos y antropólogos occidentales.

Los rastafaris aseguran que mediante el ganja se sienten en comunión con la naturaleza ya que les ayuda a incrementar su percepción espiritual. También lo usan como medicina y alimento ya que lo cocinan de una manera similar a la espinaca y frecuentemente se les da a los niños como sopa o té.

El "chauvinismo farmacológico" de los cannabinófilos según Jonathan Ott
Jonathan Ott, el famoso farmacólogo autor de libros clásicos dentro del ámbito de las sustancias psicoactivas como el Pharmacoteon, ha creado el término de "chauvinismo farmacológico" para referirse a los "prejuicios en cuanto a fármacos", esto es, "alabar el fármaco de preferencia de uno, en perjuicio de los fármacos de predilección ajena, que frecuentemente vienen a ser estigmatizados":

> *Ejemplo de ello son los cannabinófilos que desprecian la heroína o cocaína y, desde luego, a sus adeptos. Así que recitan su mantra ad nauseam, según el cual el cáñamo carece de poderes adictivos, cuando es conocido por quienquiera con los ojos abiertos, que es un fármaco tan fuertemente habituador como cualquiera. Si carece de un marcado síndrome de abstinencia, que desde hace una década ya no es distintivo de "adicción" -la cocaína y las*

*anfetaminas, se consideran con razón entre las
sustancias más "adictivas" (es decir habituadoras), e
igualmente carecen tajantemente de un síndrome físico
de abstinencia, que no es más que consecuencia
secundaria de toda habituación, y una que palidece
frente a factores psicológicos, que son los motores de la
habituación.* (Piñeiro, Psiconautas, exploradores de la
Consciencia, 2000)

*La marihuana, una planta sagrada que al profanarse ha perdido su
espíritu*
Existe una comunidad llamada Takiwasi en Tarapoto, Perú, que ha
sorprendido al mundo por su planteamiento poco convencional de curar
adicciones con la ayuda de la ayahuasca. En plena selva amazónica
trabaja un singular equipo de psicólogos académicos y chamanes que
enseñan al "adicto" a valorar la dimensión sagrada de las plantas de
poder y a recobrar el respeto por la naturaleza y por su propio cuerpo.
Este centro ha llamado la atención de muchas personas por ser un
ejemplo vivo y funcional de la síntesis de la medicina moderna con la
medicina tradicional.

Jaques Mabit, un médico de origen francés y José Campos, un chamán
de la zona, son los iniciadores de Takiwasi. Al hablar sobre la marihuana
como una planta de poder y la dependencia a la misma, el primero de
ellos opina:

> *Yo pienso que hay sustancias que nadie puede negar que
> sean adictivas y perjudiciales, pero no solamente está la
> sustancia, sino el comportamiento ante la sustancia. El
> consumo generalizado de marihuana en el contexto
> occidental clásico es sumamente negativo y da una
> vivencia de tipo intelectual, con muy poca posibilidad de
> materializar las ideas que uno pueda tener. La
> marihuana es una planta sagrada, de hecho es una
> planta curativa, pero con la condición de que se respete
> su energía, su esencia. Por eso es que hay que conocer el
> ritual, no se puede improvisar, es una tecnología de lo
> sagrado. Por ejemplo, la marihuana se debe tomar
> básicamente en té después de una enseñanza y de ser
> guiado por un maestro que conoce el proceso. En
> Occidente está tan profanada que no sé hasta qué punto
> haya perdido su espíritu. Por eso nosotros la
> descartamos totalmente. Me llama la atención la*

¿Qué es y con qué se compara la marihuana?

*cantidad de gente que está en la sincera búsqueda
espiritual y termina alimentándose únicamente de
seminarios, cursos, libros y marihuana. Veo un peligro
muy grande en esa tendencia a evadirse de la realidad,
de no agarrarla, de no aceptarla...* (Almendro, 1998)*(42)*

Los últimos reportes médicos acerca de la marihuana
Leslie L. Iversen es un investigador inglés autor del libro Marihuana,
conocimiento científico actual (Iversen, 2011) en el cual explica en
términos accesibles los avances llevados a cabo en el campo de la
investigación del cannabis a partir del descubrimiento de los
neuroreceptores específicos en los que actúa este psicoactivo y de la
existencia en el cerebro de sustancias naturales similares a los
canabinoides.

En esta obra también ofrece una valoración de su utilidad médica actual
(cuyo resumen puedes consultar en el apartado dedicado a los usos
terapéuticos); luego evalúa su utilización con fines recreativos y la forma
en que éste hábito afecta a sus consumidores; y por último ofrece algunas
predicciones respecto a las actitudes que se adoptarán en el futuro en
relación a este psicoactivo.

De entrada Iversen advierte que el consumo de cannabis para fines
recreativos se ha convertido en la droga ilícita más ampliamente
consumida en Occidente, ocupando el tercer puesto en la lista de drogas
recreativas, tras el alcohol y el tabaco. Según afirma, "gracias a distintos
estudios se ha podido desvelar que en muchos países occidentales, hasta
un tercio de la población comprendida entre los quince y los cincuenta
años reconoce haber consumido cannabis alguna vez". (Iversen, 2011)

Desde su punto de vista, la dependencia es el riesgo más frecuente del
cannabis y el más subestimado entre los consumidores:

*Según Wayne Hall y Nadia Solowij, expertos de
reconocido prestigio en el campo de la investigación
sobre la adicción: 'En torno a un 10% de los que alguna
vez lo han probado, y entre la mitad y la tercera parte de
quienes lo usan diariamente, acabarán perdiendo el
control sobre esta droga y seguirán recurriendo a ella
para poder afrontar los problemas causados o
exacerbados por su uso'. [...] El informe del Institute of
Medicine de 1999 señaló que el 9% de los que alguna vez
habían probado el cannabis se volvieron dependientes,
cifra que contrasta con los riesgos de dependencia*

116

*generados por el tabaco (32%), la heroína (23%), la
cocaína (17%) y el alcohol(15%)* (Iversen, 2011)

Iversen utiliza la clasificación del antropólogo escocés Neil Montgomery
quien dividió a los consumidores de cannabis para uso recreativo en tres
categorías:

- Esporádicos: consumo irregular de hasta 1g de resina por
  sesión, con un total anual que no sobrepasa los 28 g.
- Habituales: consumo frecuente, por lo general unas 3-4 caladas
  de un porro o de una pipa al día, equivalentes a unos 14 g de
  resina de cannabis al mes.
- "Heavy": representa sólo un 5% aproximado de los
  consumidores totales, aunque están más o menos "colocados2 o
  "colgados" de un modo permanente; toman más de 3,5 g de
  resina al día, o sea, en torno a unos 28 o más a la semana.
  (Iversen, 2011)

Respecto al tema del uso recreativo, el mismo Iversen concluye y prevé
que:

*El consumo de cannabis entraña riesgos para la salud,
especialmente la marihuana fumada, aunque se ha
demostrado que los primeros informes sobre los peligros
de esta droga se habían exagerado. Existe un verdadero
riesgo de dependencia al cannabis, y para algunos puede
dominar sus vidas y ejercer un impacto muy negativo; en
cambio, para otros, para bien o para mal, es una válvula
de escape inofensiva de fin de semana.*

*Hasta ahora ha sido una actividad practicada por
personas menores de 30 años, aunque el patrón puede
cambiar a medida que el cannabis se acepte cada vez
más como parte de nuestra cultura. Progresivamente
tiene mayor aceptación y con frecuencia en muchas
partes se consume como alternativa al alcohol.* (Iversen,
2011)

Como complemento a esta investigación publicada en español en el
2001, se encuentran tres de los más recientes estudios publicados en
noviembre del 2002 en la revista British Medical Journal, cuyo editorial,
afirma que "aún no está claro si el hachís hace aparecer enfermedades
como la esquizofrenia y la depresión crónica o las dispara en personas
predispuestas", ya que el aumento del consumo en los últimos años

¿Qué es y con qué se compara la marihuana?

"todavía no ha elevado las enfermedades psiquiátricas porque el efecto es a largo plazo". (Journal, 23 de Noviembre de 2002)

En el primer estudio, científicos australianos siguieron durante seis años a 1,590 adolescentes y descubrieron que estadísticamente:

Quienes fumaban hachís a diario tenían más probabilidades de caer en una depresión que quienes sólo lo hacían una vez a la semana o no fumaban. La relación es mayor en la chicas: las que consumían a diario tenían una predisposición cinco veces mayor a sufrir depresión o ansiedad que las que no fumaban. Para las que fumaban una vez a la semana, el riesgo era el doble que para las que no fumaban. (Journal, 23 de Noviembre de 2002)

En el segundo estudio, un grupo de investigadores suecos analizó a 50,087 personas que en los años sesenta tenían entre 18 y 20 años. Los investigadores "comprobaron que entre quienes fumaban entonces había un 30% más de casos de esquizofrenia que entre quienes no fumaban". Este quipo corrobora también la predisposición a la depresión.

El tercer estudio, aplicado por un equipo británico a 1,047 veinteañeros de Nueva Zelanda, demostró estadísticamente que "una de cada diez personas que consume cannabis tiene un riesgo alto de padecer esquizofrenia". (Journal, 23 de Noviembre de 2002)

Hachís y aceite

Datos generales

Origen
El uso del hachís en el Medio Oriente se propagó a Europa en el siglo XVIII. Este es quizá uno de los psicoactivos que más ha dado pie a la elucubración de leyendas y experimentaciones artísticas. Dentro de la denominada botánica oculta se sabía desde tiempos remotos que del cáñamo índico se extraía "un extracto grasiento", del cual se fabricaba el famoso "hachís". Paracelso decía de él que "en humo o a dosis ingeridas, proporciona éxtasis místicos, diabólicos o extremadamente eróticos, según la moralidad o mentalidad del individuo que lo usa. Estos éxtasis son casi desconocidos en Occidente; en cambio, determinadas sectas lo utilizan y aplican sabiamente en sus ceremonias y ritos litúrgicos." (Paracelso, 1975) Por su parte, el aceite de cáñamo parece haber entrado en circulación hasta el siglo XIX y su uso se mantuvo como una modalidad europea.

Etimología y denominaciones
La palabra hachís o hachís, que es la palabra ya castellanizada, proviene de los hassassins, miembros de una secta famosa por sus asesinatos y vinculada al uso de este psicofármaco. Al hachís también se le llama hash en México, aunque es poco común encontrarlo. En España en cambio es de lo más común, mucho más que la marihuana seca y se le llama chocolate, china o polen. Un cigarro elaborado con tabaco y hachís es un porro o canuto. Y la persona que lo ha consumido, está colocado o emporrado.

Química

Identificación
El hachís es una pasta hecha con la resina prensada que segrega la parte florida del cáñamo hembra, (los llamados cogollos). Dicha resina tiene un color café intenso y generalmente se presenta comprimida en forma de pequeños bloques. Se elabora extrayendo la resina de la marihuana seca con ayuda de un cedazo. La marihuana se agita dentro de un tamiz hasta que la resina atraviese los agujeros de la malla toda vez separada de la materia vegetal. Esta resina se prensa para formar una bola o una tableta de hachís.

Otra forma de prepararlo que se utiliza en la India y en Nepal es frotando los cogollos de la marihuana aún plantada entre las manos, hasta que poco a poco la resina se vaya acumulando en la piel formando una capa oscura, entonces se frotan las manos entre sí hasta formar una bolita que se denomina charas.

El aceite puede presentarse como un alquitrán resinoso de color marrón oscuro o como un líquido muy fluido de color ambarino. Éste último, que es el de mejor calidad, se obtiene tratando el hachís en retortas con alcohol, mientras que el primero se extrae prensando directamente los tallos, las hojas y las flores de la planta de cáñamo.

Composición
Tanto el hachís como el aceite contienen proporciones mucho más considerables de THC y de otros cannabinoles que la marihuana.

Formas de adulteración
El hachís puede cortarse con goma arábiga, henna, leche condensada, clara de huevo, restos de plantas, cenizas, cera, parafina, aceites y sustancias similares. Para detectar la adulteración puede hacerse uso de una boquilla indicada para reducir la nicotina y alquitranes del tabaco. Cuando el hachís está adulterado basta una fumada para obstruir por completo el filtro de la boquilla.

Según describe José T. Gallego en "Goma de la buena", un artículo publicado en el Especial 2000 de la revista Cáñamo, cuando está a temperatura ambiente, el hachís debe ser denso, sólido, bastante duro. Advierte que "cuando el hachís contiene gran cantidad de materia vegetal, sigue siendo blando y sobre todo esponjoso, aún después de ser prensado", esto suele ser indicativo de que han sido adulteradas con aceite o grasa. Asegura también que el buen hachís debe prender al segundo o al tercer intento cuando se pone en contacto con la llama de un encendedor, pues si prende a la primera, "suele estar adulterado con parafina, cera o contiene muchos restos vegetales". Es de suponer que el hachís muy puro hierve y burbujea al acercarle la llama, no prende porque contiene el mínimo posible de materia vegetal necesario para arder. Otro indicativo para detectar una adulteración según Gallego es el olor del hachís, "si es extraño o sintético, sospecharemos de la presencia de adulterantes". (Cañamo)

El aceite puede mezclarse con otro tipo de aceites comestibles que por lo general son amarillos y aclaran la mezcla final; debido a ello, cualquier conocedor sabe a simple vista si el aceite es del color acostumbrado o si ha sido cortado con otro.

Farmacología

Mecanismo de acción y formas de empleo

El hachís se fuma o se ingiere mezclado con miel o mantequilla. Sobre su mecanismo de acción al llegar al cerebro se sabe que es similar al de la marihuana, tarda al menos 30 minutos en aparecer cuando ha sido fumado y hasta una hora y media cuando ha sido ingerido, en cuyo caso puede prolongarse hasta por cinco o seis horas. El aceite puede ingerirse oralmente cuando es muy puro, de otra manera es preferible mezclarlo con tabaco y fumarlo. Por vía intestinal puede tardar hasta dos horas en hacer efecto y su duración puede llegar hasta las ocho o diez.

Usos terapéuticos

El hachís presenta algunas utilidades similares a la marihuana. Sobre el aceite no hay reportes.

Dosificación

Las dosis bajas de hachís se calculan entre 500 y 1000 mg; dosis medias entre 3000 y 4000 mg. Las dosis letales sobrepasan los 30,000 mg. Charles Baudelaire recomendaba "diluirlo en una taza de café negro muy caliente y tomárselo en ayunas... Del mismo modo que toda alegría y todo bienestar son superabundantes, también todo dolor y toda angustia son inmensamente profundas... En lo posible es preciso disponer pues de un hermoso piso o de un hermoso paisaje, tener el espíritu libre y despreocupado, y estar acompañado de unos cómplices cuyo temperamento intelectual sea semejante al vuestro; y contar asimismo con algo de música si es posible". (Baudelaire, 1973)

En cuanto al aceite, la dosis depende de la calidad del producto, si es muy puro, basta una pequeña gota para inducir experiencias de notable intensidad que se manifiestan hasta después de dos horas de haber sido consumido.

Efectos psicológicos y fisiológicos

El ya citado José T. Gallegos (Cáñamo) dice que "el hachís malo y adulterado apenas coloca, más bien atonta. El hachís bueno sube rápido y abre la mente en lugar de embotarla"

En sus Paraísos artificiales Baudelaire reconoce tres momentos sucesivos a partir de la ingestión oral del hachís:

¿Qué es y con qué se compara la marihuana?

Primero se apodera de vosotros una cierta hilaridad absurda e irresistible. Las palabras más vulgares, las ideas más simples cobran una fisonomía extraña y nueva... A veces, ciertas personas totalmente ineptas para los juegos de palabras improvisan series interminables de tales juegos, de combinaciones de ideas absolutamente improbables, que desconcertarían a los maestros más duchos de este arte absurdo... La segunda fase se anuncia por una sensación de frescor en las extremidades y una gran debilidad... Los sentidos adquieren una finura y una agudeza extraordinarias. Los ojos descubren el infinito. El oído percibe los sonidos más tenues en medio de los más agudos ruidos. Comienzan las alucinaciones.

Los objetos exteriores cobran apariencias monstruosas Se os revelan bajo formas desconocidas hasta entonces. Luego se deforman, se transforman y finalmente entran en vuestro ser o vosotros entráis en ellos. Se dan los equívocos más singulares, las transposiciones de ideas más inexplicables. Los sonidos tienen color, los colores tienen música. Las notas musicales son números y resolvéis con vertiginosa rapidez prodigiosos cálculos aritméticos a medida que la música se desarrolla en vuestro oído. Estáis sentados y fumáis; pero os creéis sentados en vuestra pipa y que es a vosotros a quien la pipa fuma; sois vosotros los que os exhaláis en forma de nubes azuladas... Las proporciones del tiempo y del ser se hallan descompuestas por la innumerable multitud y la intensidad de las sensaciones y de las ideas. En el espacio de una hora se viven varias vidas de hombre... De vez en cuando la personalidad desaparece. La objetividad... llega a ser tan fuerte que os confundís con los seres exteriores... La tercera fase... es algo indescriptible. Se trata de lo que los orientales llaman kief, la felicidad absoluta. Ya no es algo turbulento y tumultuoso. Es una beatitud tranquila e inmóvil. Todos los problemas filosóficos están resueltos. Todas las cuestiones arduas con las que luchan los teólogos y que desesperan a la humanidad razonante son ahora límpidas y claras. Toda contradicción se ha convertido en unidad.

Hachís y Aceite

El hombre recibe un ascenso y se hace dios. (Baudelaire,
1973)

El experto Antonio Escohotado asegura que un viaje con aceite de mala
calidad equivale a uno con marihuana hecha galleta, es denso y largo; en
cambio relata sobre el aceite de buena calidad:

*A nivel físico, el consumo tanto de hachís como de aceite
ocasiona alteraciones muy similares a las de la
marihuana, acelera el ritmo cardíaco, dilata los vasos
sanguíneos y disminuye la coordinación psicomotriz en
función de la cantidad utilizada. En algunos casos se han
detectado anormalidades menstruales en las mujeres y
disminución en las concentraciones de testosterona y
cuentas espermatozoides reducidas en los hombres. Los
riesgos comparativos a nivel pulmonar entre fumar
tabaco y fumar hachís son los mismos que entre fumar
tabaco y fumar marihuana. En el caso del hachís,
también se puede hacer uso de vaporizadores o pipas de
agua para suprimirlos. No existe ningún reporte sobre
posibles daños genéticos producidos por el consumo de
hachís, ni existen estudios sobre daños físicos en
consumidores habituales de ambas sustancias.*

Potencial de dependencia
Se adquiere cierta tolerancia a los tres o cuatro días de usos continuos y
desaparece a los dos o tres días de privación, no obstante, parece ser que
las experiencias provocadas por ambos productos son tan intensas que no
hay muchos que se atrevan a repetirlas cotidianamente. Al igual que la
marihuana, ni el hachís ni el aceite provocan dependencia física, pero sí
pueden llegar a generar una gran dependencia psicológica. Su retiro no
produce ningún síndrome de abstinencia orgánico, aunque pueden
presentarse cuadros de ansiedad, tensión e irritabilidad pasajeros.

¿Qué hacer en caso de emergencia?
A través de la inhalación es prácticamente imposible llegar a una
intoxicación aguda porque las vías respiratorias no admiten más a partir
de cierto punto, alcanzado el cual se generan accesos de tos y estados de
sopor. En caso de intoxicación por ingestión se recomienda provocar el
vómito si el sujeto está consciente, administrar leche o carbón activado
para retardar la asimilación y llamar al servicio médico si se presentan
cambios bruscos de temperatura, de presión o de ritmo cardiaco que
puedan conducir a convulsiones. En caso de un «mal viaje» se

recomienda lo mismo que en el caso de la marihuana: infundir confianza y serenidad al consumidor, cambiar de ambiente y de ser verdaderamente necesario, administrar 5 mg de haloperidol (Haldol®).

Hechos interesantes

Régimen legal actual

El hachís es una substancia prohibida, perteneciente a la Lista I. El aceite como tal no está prohibido, pero como el THC sí lo está, se considera también como un fármaco de la Lista I. En la práctica esto significa que no hay autorización alguna para comercializar ni hachís ni aceite con fines recreativos. Sus fines científicos y médicos virtualmente no existen.

En el caso de la legislación mexicana en materia de drogas, de acuerdo a las Tablas de penas previstas en el artículo 195 BIS del Código Penal para el Distrito Federal en Materia Común y para toda la República en Materia Federal, portar menos de 5 g de HACHÍS se considera como consumo personal y no se aplica ninguna sanción según el Artículo 199 del mismo código. Una cantidad mayor se considera como tráfico y sí está sujeta a penalización, dependiendo de la cantidad. (Consultar las tablas) La dosis media consignada en ¿Infierno ó Paraíso Químico? son como consumo personal es de 3 a 4 g.

Los hassassins

Marco Polo dedica algunas páginas de su diario de viajes a consignar la existencia de una secta religiosa cuyos seguidores se hacen llamar hassassins (término del cual derivan las palabras hachís y asesino), célebre por sus crímenes y por el empleo de una extraña poción preparada con charas hindú. "La orden comprendía una jerarquía esotérica dividida en tres grados: lassik (aprendiz), fedawi (sagrado) y refik (compañero). Sobre éstos, la jerarquía esotérica reunía a los dais (maestres), los daikebirs (grandes priores) y el jeque al-Djebel (gran maestre)." (Brau, 1973) Se cree que esta organización sirvió de modelo a órdenes religiosas y militares como la Orden del Temple y los Caballeros Teutónicos.

Según cuenta Phillip K. Hitti en The Book of grass: "El movimiento Asesino, llamado 'nueva propaganda' por sus miembros, fue inaugurado por Al-hazan Ibn-Al-Sabbah (muerto en 1124), probablemente un persa, que clamaba ser descendiente de los reyes Himayarite de Arabia Saudita». Para recuperar su trono, este personaje se dio a la tarea de reclutar un número considerable de jóvenes entre los 12 y los 25 años de edad a quienes mantenía confinados en una fortaleza donde se les enseñaba «el libre y traicionero uso de la daga, reduciendo el asesinato a un arte." (Hitti)

Para reclutar a sus mercenarios, Al-hazan introducía grupos de cinco o seis jóvenes a los jardines de su palacio. Allí les hacía beber "cierta poción que los transportaba a un profundo sueño". Al despertar, todos aseguraban que verdaderamente acababan de regresar del paraíso, donde ángeles femeninos "yacieron con ellos hasta saciar sus corazones de contento." Así pues, cuando su Maestro tenía algún plan en mente sólo tenía que decirles: "Id y haced esto y esto; que cuando retornéis mis ángeles os llevarán de nuevo al paraíso. Y no tengáis miedo de morir, aun si lo hacéis, os mandaré a mis ángeles para traeros de nuevo al paraíso." (Hitti)

Según relata un personaje de Alejandro Dumas en El Conde de Montecristo, "lo que aquellos jóvenes tomaban por la realidad, era un sueño; pero tan dulce, tan embriagador, tan voluptuoso que se vendían en cuerpo y alma al que se lo había proporcionado, y obedeciendo sus órdenes como a las de Dios, iban a herir al opuesto polo del mundo a la víctima señalada, muriendo en los tormentos sin quejarse, con la sola idea de que la muerte que sufrían no era sino una transición a esa vida de placeres, de la cual aquella hierba santa, que ante vos veis servida, les había dado un anticipo." (Dumas, 1980)

Las mil y una noches con hachís
Durante alguna de Las mil y una noches Sherezada comienza a contarle al sultán la "Historia de los dos consumidores de hachís":

-Debes saber, oh mi señor, que en cierta ciudad vivía un hombre, pescador de oficio, dedicado a comprar hachís ya que, en cuanto concluía sus labores diarias, cambiaba una parte de sus ganancias por provisiones de boca y el resto por aquella hierba de la que se extrae el hachís. Tomaba al día tres raciones de hachís: una por la mañana en ayunas, una al medio día y la otra al ponerse el sol. De este modo transcurría su vida en la disipación y en la extravagancia, lo que no le impedía trabajar en su oficio de pescador...

Cierta tarde, tras tomarse una dosis de hachís más fuerte de lo corriente, encendió una lámpara de sebo y, sentándose ante ella, se puso a hablar consigo mismo, haciéndose las preguntas y dándose las respuestas él mismo, por lo que gozó de todas las delicias del ensueño y del placer tranquilo. Así pasó largo tiempo y no hubiera salido de su sueño maravilloso de no ser por el frío de la noche y la claridad de la luna llena. Entonces se dijo en voz alta:

-¡Oye, la calle está silenciosa, la brisa es suave y la luna invita a pasear para tomar un poco el fresco y ver la cara del mundo, mientras no pasa nadie y no pueden estropear tu placer y tu solitaria alegría!

Así que el pescador salió de su casa para encaminarse a la orilla del mar, donde la noche parecía más iluminada por ser luna llena. El pescador vio sobre el empedrado el reflejo del plateado astro de la noche y lo tomó por el agua, diciéndose en su extravío:

-¡Por Alá, pescador! Ya has llegado a la orilla del agua y estás sólo, pues no se ve ningún pescador, por lo que harás bien en buscar tu caña y pescar lo que te depare la suerte.

La suerte lo lleva a pescar un perro, insultar a unos guardias y ser conducido ante el cadí. "Éste con el permiso de Alá era también muy aficionado al hachís" por lo que terminó hospedando al pescador en su palacio y agasajándolo con su droga favorita. En medio de la fiesta los encontraron el sultán y el visir que paseaban por la ciudad disfrazados de mercaderes. Gracias a un incidente de envergadura, el pescador se hizo pasar por sultán y el cadí por visir. Los auténticos fingieron caer en el engaño, pero al día siguiente mandaron llamar a los impostores para divertirse con ellos. Viéndose descubierto, el cadí cayó de rodillas implorando perdón, mientras el pescador que, a causa del abuso del hachís seguía en estado de delirio, le dijo al sultán:

-¿Y qué? Tú ahora estás en tu palacio, anoche nosotros estábamos en el nuestro.

El sultán muy divertido por el comportamiento del pescador, le dijo:

-¡Oh el más descarado hablador de mi reino, puesto que eres sultán como yo, te pido que de ahora en adelante, me hagas compañía viviendo en mi palacio y, puesto que

sabes contar historias, confío en que me deleitarás con alguna!

El pescador contestó:

-¡Con amistoso corazón y como homenaje debido! ¡Pero no lo haré antes de que hayas perdonado a mi visir, que está de rodillas ante ti!

El sultán se apresuró a ordenar al cadí que se levantara, perdonándole su extravagancia de la noche anterior, y le permitió que volviese a su casa y a su trabajo, después de lo cual sólo tuvo ojos para el pescador... (anónimo, Las mil y una noches tomo II, 1988)

Los sueños eróticos del Conde de Monte-Cristo

En la clásica obra de Alejandro Dumas, Simbad le ofrece al Conde de Monte-Cristo "hachís de Abu-Gor, el gran fabricante, el hombre único; el hombre a quien se debería levantar un palacio con esta inscripción: Al fabricante de la dicha, el mundo reconocido." El enigmático Simbad discursa frente a su invitado sobre las virtudes que encuentra en la ambrosía que ofrece a su invitado:

A veces pasamos al lado de la dicha sin verla, sin mirarla, o si la hemos visto y mirado, sin conocerla. ¿Sois un hombre positivista y el oro es vuestro dios? Probad esta pasta y las minas del Perú de Guzarate y de Golconda se presentarán a vuestros ojos. ¿Sois poeta? Gustadla de nuevo, y se esfumarán las barreras de lo imposible ; los campos de lo infinito se abrirán ante vos; os pasearéis con corazón libre y con libertad de espíritu por los campos sin límite de la fantasía. ¿Sois ambicioso? ¿Corréis tras las grandezas de la tierra? Gustadla otra vez y en una hora serás rey; no rey de un pequeño estado en un rincón de Europa como la Francia, la España o la Inglaterra; sino rey del universo, de la creación...

Al Conde de Montecristo no le queda más que caer en la tentación. Prueba el hachís que le ofrece su anfitrión, se recuesta en un camastro y enseguida visualiza:

...estatuas ricas de forma, de lujuria y de poesía, de ojos magnéticos, de sonrisa lasciva, de magnífica cabellera. Representaban a Friné, Cleopatra y Mesalina, las tres

¿Qué es y con qué se compara la marihuana?

más bellas cortesanas... le pareció que aquellas tres
estatuas habían reunido sus tres amores para un solo
hombre, y que ese hombre era él ; que se aproximaban a
la cama en que soñaba bajo el influjo de un segundo
sueño, con los pies perdidos en sus largas túnicas
blancas, los cabellos sueltos formando ondas, en una de
esas actitudes a las que resistían los santos, más ante la
cual sucumbían los dioses... Entonces gozó de la
voluptuosidad absoluta, de un amor sin reposo, como el
que prometía el Profeta a sus elegidos... después de una
lucha por la cual hubiese dado su alma, se abandonó sin
reserva y terminó por caer sin aliento, fatigado, agotado
por el cansancio, bajo los encantos de aquel sueño
desconocido. (Dumas, 1980)

El Club del Hachís

En toda la zona de influencia musulmana el charas o hachís es bastante
consumido cuando a mediados del siglo XIX el autodenominado Club
des Haschischiens, decide adoptarlo como psicofármaco de cabecera.
Tomando como sede el hotel donde viven Baudelaire y el pintor
Boissard de Boisdenier, diversos artistas como Delacroix, Gautier,
Nerval, Moreau, Víctor Hugo, Dumas y Balzac experimentan de cuando
en cuando los efectos del opio y constantemente los del dawamesk, "una
mermelada hecha de hachís, almizcle, canela, pistacho y azúcar" (Brau,
1973). De acuerdo al crítico literario Peter Owen: "Todos estaban unidos
en la búsqueda de nuevas formas de expresión y entendimiento... el
grupo de escritores (y pintores) comparaba sus síntomas bajo el hachís o
el opio, y especulaba sobre la forma en que su imaginación y su arte
podían ser estimulados o traicionados por las drogas." (Owen, 1975)
Como fruto de esas reuniones, la historia de la literatura recibiría el
Hachís de Gerard de Nerval, Le Club des Haschischiens de Theophille
Gautier, varias pinturas de Boisdenier y Delacroix, la Monografía sobre
el hachís de Moreau y por supuesto, los Paraísos Artificiales y El teatro
seráfico de Baudelaire.

Bibliografía

abuse, T. r. (s.f.). *History of Marihuana Legislation*.

Agriculture, U. D. (Dirección). *Hemp for victory Text Version* [Película].

Aguirre Martínez, C. (2000). Mesa redonda entre Luis Llorente y Tulio Cícero. *Revista monográfica El Idiota, No. 1* .

Aguirre Martínez, C. y. (2000). Entrevista a Antonio Eschohotado. *Revista Monográfica El Idiota* .

Aguirre Martínez, C. y. (2000). Entrevista a Josep Maria Fericgla. *Revista Monográfica El Idiota, No. 1* .

Alianza, C. (s.f.). *casa-alianza.org*.

Almendro, M. (1998). Método revolucionario para curar toxicómanos. *Revista Mas Allá* .

Alpert, R. S. (1966). *LSD, New American Library*. USA: New American Library.

alt.drugs. (s.f.). *seb3502@ocvaxa.cc.oberlin.edu*. Obtenido de seb3502@ocvaxa.cc.oberlin.edu

anónimo. (1995). *El Rig Veda*. México: Consejo Nacional para la Cultura y las Artes.

anónimo. (1988). *Las mil y una noches tomo II*. España: Ediciones 29.

Appleton, N. (1988). *Lick the Sugar Habit*. USA: Avery.

Aranda Monroy, R. (XIV 1996). Ololiuhqui: coaxiutl, planta serpiente. *Espacios No. 20* .

Arias, C. (1990). *Plantas que curan y matan*. México: Editores Mexicanos Unidos.

ARSEC. (1999). *Cannabis: Manual de cultivo para el autoconsumo*. Barcelona: Asociación Ramón Santos para Estudios del Cannabis.

Artaud, A. (1995). *México y Viaje al país de los tarahumaras*. México: FCE.

Astigarraga, M. (s.f.). *universoe.com*. Obtenido de ¿Estás deprimido? Puede ser falta de litio: http://www.universoe.com/salud/articulo/nutricion/01_litio.shtml

BIBLIOGRAFÍA

Astorga, L. (1996). *El Siglo de las Drogas.* México: Espasa-Calpe.

Azuela, R. y. *Análisis psicológico y social de la Cannabis.* Tésis de Licenciatura en UNAM - Psicología.

Baudelaire, C. (1973). *Los paraísos artificiales: acerca del vino y del hachís.* España: Bruguera.

Bonet, C. F. (1996). *Consideraciones médico-legales y preventivas al uso de éxtasis en España.* Barcelona: Ediciones en Neurociencias.

Brailowsky, S. (1995). *Las Sustancias de los Sueños: neuropsicofarmacología.* México: FCE-CONACYT.

Brau, J.-L. (1973). *La Historia de las Drogas.* España: Bruguera.

Brenna, B. A. (1990). *Manos que curan.* Barcelona: Martínez Roca.

Brennan, B. A. (1994). *Hágase la luz.* Barcelona: Martínez Roca.

Bruker, M. O. (1994). *¡Azucar, azucar!* España: Integral.

Buñuel, L. (1982). *Mi último suspiro.* México: Plaza & Janes.

Burroughs, W. (1975). *El almuerzo desnudo.* España: Anagrama.

Burroughs, W. (1978). *Junkie.* España: Júcar.

Callaway, J. C. (Alucinógenos, la experiencia psicodélica). *Farmacología de la ayahuasca.* España: En Neurociencias.

Callejas Cabo, J. (1996). *La historia oculta del mundo vegetal.* Madrid, España: Aguilar.

Cami, J. e. (1999). *Farmacología clínica de la 3,4 metilendiosimetamfetamina (MDMA)/éxtasis.* Barcelona: Los libros de la liebre de Marzo.

Cañamo, R. o. (s.f.). *Cañamo* .

Capdevila, M. (1995). *MDMA o el éxtasis químico.* España: Los Libros de la Liebre de Marzo.

Carbajal, A. (1990). *Plantas que curan y matan.* México: Editores Unidos Mexicanos.

Carroll, L. (1980). *Alicia en el país de las maravillas.* España: Ortells.

Carvajal, A. (1990). *Plantas que curan y matan.* México: Editores Mexicanos Unidos.

BIBLIOGRAFÍA

Center, T. L. (s.f.). *The history of Cannabis.*

Cloud, J. (October 20, 1997). Is your kid on K? *Times*.

Colín Piana, R. *Depresión: Guía informativa para enfermos, familiares y amigos.* Laboratorios Roche.

Conan Doyle, S. A. (1983). *El signo de los cuatro.* España: Orbis.

connection, T. A. (s.f.). Obtenido de www.deoxy.org/ayalien.htm

Connell Clarke, R. (1981). *Marijuana botany.* USA: Ronin Publishing.

Coppel, R. (1973). *Los narcóticos.* España: Bruguera.

Crowley, V. (1991). *La antigua religión en la nueva era.* Barcelona: Arias M. Editores.

Cunningham, D. y. (1988). *Further Dimensions of Healing Addictions.* USA: Cassandra Press, CA.

Cunningham, D. y. (1986). *The Spiritual Dimensions of Healing Addictions.* USA: Cassandra Press, CA.

Cunninghman, D. y. *Further Dimensions of Healing Addictions.* USA: Cassandra Press, CA.

DARA. (s.f.). *Ibogaine for Addiction Therapy.* Obtenido de http://alcoholrehab.com/alcohol-rehab/ibogaine-for-addiction-therapy/

de la Flor Aguirre, R. (2000). Inferencia e interferencias. *Revista Monográfica El Idiota No. !*

de la Flor Aguirre, R. (2000). Inferencias e interferencias. *Revista Monográfica El Idiota* .

DEA. (s.f.). *hyperreal.com.* Obtenido de The Future Synthetic Drugs of Abuse: http://hyperreal.com/drugachives.html

Desconocido. (19 de Septiembre de 1996). *A Nitrous Experience.* Obtenido de alt.drugs.

desconocido. (España). Ya está aquí la vacuna antivicio. *QUO* , 2001.

Dornbierer, M. (1991). *La guerra de las drogas.* México: Grijalvo.

Dufty, W. (1987). *Sugar Blues.* Maldonado, Uruguay: Centro Macrobiótico.

Dumas, A. (1980). *El conde de Montecristo.* México: Porrua.

BIBLIOGRAFÍA

Edición 40. (1994). *Diccionario de Especialidades farmaceúticas.* México: PLM.

Elk, B. (1971). *The Sacred Pipe, the smoking rites of the Siux.* USA: Penguin Metaphysical Library.

Escohotado, A. (1990). *El Libro de los Venenos.* España: Ómnibus-Mondadori.

Escohotado, A. (1995). *Guía de Drogas.* España: Ómnibus Mondadori.

Escohotado, A. (1995). *Historia General de las Drogas (Segundo tomo).* España: Alianza.

Escohotado, A. (1994). *Historia General de las Drogas Tomo I.* España: Alianza Editorial.

Estrada, Á. (1989). *Vida de María Sabina, la sabia de los hongos.* México: S. XXI.

Fericgla, J. M. (s.f.). *Enteógenos y principales embriagantes tradcionales en el área mediterránea.* Obtenido de http://www.etnopsico.org/textos/alu_medit.htm

Fericgla, J. M. (2000). *Los chamanismos a revisión.* Barcelona: Kairós.

Fericgla, J. M. (1999). *Los enteógenos y la ciencia.* Barcelona: Los libros de la liebre de marzo.

Fernández, A. (1996). *Evolución Histórica de los usos del LSD.* Barcelona: Ediciones en Neurociencias.

Fernández-Baca Tupayachi, C. (2000). *El otro Saqsaywamán.* Perú: edición del autor.

Festi, A. B. (s.f.). *Amanita muscaria: Mycopharmacological Outline and Personal Experiences.* Obtenido de http://www.erowid.org/plants/amanitas/amanitas_writings4.shtml

Foundation, A. a. *Cocaine Facts.* Internet.

Foundation, A. a. (1991). *Facts about... Inhalants.* Canadá.

Foundation, A. a. (1991). *Opiate Facts: opium, codeine, morphine, heroin.* Toronto, Canada: Alcoholism and Drug Addiction Research Foundation.

Freud, S. (1980). *Escritos sobre la cocaína.* España: Anagrama.

132

BIBLIOGRAFÍA

Furst, P. e. (1995). *Hongos, especies alucinógenas.* México: Enciclopedia de las drogas psicoactivas.

Gallego, T. J. (No. 51). Viaje a Tenango. *Revista Cáñamo* .

García Liñán, C. (1990). *Opiáceos.* México: Árbol Editorial.

García, P. J. (1996). *En busca de las plantas sagradas.* España: Gaia.

Gellerman. (s.f.). *Cultural uses of hallucinogens.* Obtenido de internet

Ginsberg, A. (1968). First manifest to end the bringdown. *The marihuana papers* .

Ginsberg, B. &. (1963). *Yage Letters.* USA: City Light Books.

Goodman, A. e. (1991). *Las bases farmacológicas de la terapéutica, 8va edición.* Argentina: Panamericana.

Grieve, M. (s.f.). *A Modern Herbal.* Obtenido de Internet

Grispoon, L. (1973). *Reconsideración de la marihuana.* México: Extemporáneos.

Grof, C. y. (1990). *La tormentosa búsqueda del Ser.* Barcelona: Los libros de la liebre de marzo.

Grof, S. (1975). *The realms of the human unconscius: observations from LSD research.* Nueva York: Viking Press.

Guilayn, P. (7 de Octubre de 2004). Cuando el cuerpo no puede con el alma. *El Pais Semanal no 1464* .

Guinea, A. M. (2000). Entrevista a Josep Maria Fericgla y Entrevista a Antonio Escohotado. *Revista Monográfica El Idiota No. 1* .

Haerner, M. J. (1976). *Alucinógenos y chamanismo.* España: Guadarrama.

Harner, M. (1973). *Un borrachero importante (Brugmansia suaveolens) de las tierras bajas calientes.* Pepino Putumayo: Macoa.

Heffern, R. (1974). *Secrets of Mind Altering Plants of Mexico.* USA: Pyramid Books.

High, M. (s.f.). *General Information about hemp as a drug.*

Hitti, P. K. (s.f.). *The book of grass.* Obtenido de The assasains.

Hoffman, A. (1992). *El Camino al Eleusis Una pregunta inquitante.* México: FCE.

BIBLIOGRAFÍA

Humanos, C. C. (1999). *La psiquiatría traiciona y droga a nuestros hijos*. EUA: Comité Ciudadano en Defensa de los Derechos Humanos.

Huxley, A. (1990). *The Doors of Perception and Heaven and Hell*. USA: Perennial Library.

Incardi, J. A. (1993). *La guerra contra las drogas*. Argentina: Grupo Editor Latinoamericano.

internet. (s.f.). *What is Ibogaine?* Obtenido de http://www.awakeninginthedream.com/ibogaine.html

Iversen, L. (2011). *Marihuana, conocimiento científico actual*. Barcelona: Ariel.

James, W. (1882). Subjective effects of Nitrous Oxide. *Mind, Vol. 7* .

Jiménez-Frontín, J. L. (1976). *El desafío de Carlos Castaneda en 6 ensayos heterodoxos*. España: Mandrágora.

Journal, B. M. (23 de Noviembre de 2002). *El Pais* .

Juárez, A. S. (12 de febrero de 2002). ¿Que pasa con el botellón? *El Pais Semanal* .

Kalina, E. (1987). *Temas de drogadicción*. Argentina: Nueva Visión.

Kitzinger, S. (1965). *"The Rastafari cult of Jamaica"*. USA: Journal of Scientific Study of Religion.

Krumm-Heller. (1987). *Plantas sagradas*. Buenos Aires: Kier.

Krupp, M. (1988). *Diagnóstico Clínico y tratamiento, 23a edición*. México: Manual Moderno.

Labarre, W. (1987). *El culto al peyote*. México: Premiá.

Larsen, S. (2000). *La puerta del chamán*. Barcelona: Martínez Roca.

Laurif, P. (1989). *Las drogas*. España: Alianza.

Lebrun, M. (1990). *Médicos del cielo, médicos de la tierra*. España: Luciérnaga.

Levinthal, C. F. (1989). *Mensajeros al paraíso*. España: Gedisa.

Levinthal, C. F. (1989). *Mensajeros al paraíso*. España: Gedisa.

Lilly, J. (1979). *En el centro del ciclón*. España: Martínez Roca.

Lilly, J. (s.f.). *Página web de John Lilly*. Obtenido de internet

BIBLIOGRAFÍA

Litio. (s.f.). *um-jmh.orgl* . Obtenido de http://um-jmh.org/HealthLibrary/meds_SP/SP_Lithium.html

López Delgado, J. L. (2009). *Botánica Sagrada*. Madrid, España: natem.net.

López, S. A. (2000). *El oscuro mundo de los hongos tóxicos o alucinógenos en Botánica mágica y misteriosa*. España: Munidprensa.

Los Misterios de Eleusis. (1992). México: Herbasa.

Mabit, J. M. (s.f.). *El Cuerpo como instrumento de la iniciación shamánica*. Obtenido de http://www.ayahuasca-wasi.com

McKenna, T. (1999). *El manjar de los dioses*. Barcelona: Paidós.

McKenna, T. (s.f.). *Time and Mind*. Obtenido de http://www.lycaeum.org/drugs/other/mackenna

Medicine, T. N. (1996). *Sugar does not affect Children Behaviour1996 Vol 2, No. 1*. USA: Massachusetts Medical Society.

Michaux, H. (1989). *El infinito turbulento. experiencias con la mezcalina*. México: Premiá.

Millas, J. J. (2003). Enfermos de Afecto. *El Pais Semanal No. 1378* .

Muñiz, Y. A. (s.f.). *Tratamiento Profiláctico con carbonato de Litio. Dieciocho años de experiencias*. Obtenido de http://fcmfajardo.sld.cu/cev2002/trabajos/10_de_octubre/09litio/litio.htm

Musacchio, H. (1990). *Diccionario Enciclopédico de México Tomo I*. México: Andrés León Editor.

Musto, D. F. (1993). *Pautas en el abuso de drogas y la respuesta de los Estados Unidos*. Mexico: Fondo de cultura económico.

Neitzke, A. (2000). Entrevista con Albert Hofmann. *Revista Monográfica El Idiota No. 1* .

Nicholl, C. (1998). *La ruta de la coca*. España: Biblioteca grandes viajeros.

Oneness: The Iboga Experience from a Budhist Perspective. (s.f.). Obtenido de http://psychedelicadventure.blogspot.com/2009/08/ibogaine-rite-of-passage-documentary.html

BIBLIOGRAFÍA

ONU. (1990). *Las Naciones Unidas y la Fiscalización del uso indebido de drogas*. EUA: ONU.

ONU. (1990). *Las Naciones Unidas y la Fiscalización del uso indebido de drogas*. Nueva York.

ONU. (1957). *Serie de informes técnicos*.

Otero, L. (1998). *Las plantas alucinógenas*. España: Acento.

Ott, J. (1994). *Ayahuasca analogues, Natural Products Co*. USA: Natural Products Co.

Ott, J. C. (1979). Enteogens. *Journal of Physquedelic Drugs Vol II no 2* .

Ott, J. J. *Teonanácatl: HOngos alucinógenos de Europa y América del Norta*. España: Swan.

Ott, J. (1998). *Pharmacophilia o los paraísos naturales*. Barcelona: Phantástica.

Ott, J. (1996). *Pharmacoteon, Natural Products Co*. USA: La liebre de Marzo.

Owen, P. (1975). *The Hashish Club*. Obtenido de Anthology of Drug Literature.

Paracelso. (1975). *Botánica oculta. Las planta mágicas*. Argentina: Kier.

Paz, O. (1967). *Corriente Alterna*. México: Siglo XXI.

PGR. (1990). *Identificación de estupefacientes y psicotrópicos, Manuales*. México: PGR.

PGR, M. d. (1990). *Identificación de Estupefacientes y psicotrópicos*. México.

Piñeiro, J. *El Despertar del Hongo. Diario de un psiconauta en México*. México.

Piñeiro, J. (2000). *Psiconautas, exploradores de la Consciencia*. Barcelona: La liebre de marzo.

PLM. (1970). *Diccionario de especialidades farmacéuticas Edición 17*. México.

PLM. (s.f.). *Diccionario de especialidades farmacéuticas Edición 40*. México.

Polari de Alberga, A. (1994). *Ayahuasca*. Barcelona: Obelisco.

BIBLIOGRAFÍA

Proceso, N. 1. (1996). *Financiado por la CIA, el tráfico de cocaína hacia EUA proveyó armas a la contra nicaragüense.*

Quincey, T. (1989). *Confesiones de un opiófago inglés.* México: Fontamara.

Rampa, L. (1964). *Usted y la eternidad.* Buenos Aires: Troquel.

Ravalec, V. (2007). *Iboga: The visionary root of African Shamanism.* Mallendi and Agnes Paicheler.

Rechaza el senado de EU uso legal de la marihuana. (3 de XII de 1996). *Periódico Reforma* .

Rius. (junio de 1966). Nuestra mejor planta productiva. *El Chamuco* .

Roquet, S. y. (1981). *Los alucinógenos: de la concepción indígena a una nueva psicoterapia.* México: Prisma.

Roszak, T. (1982). *El nacimiento de una contracultura.* España: Kairos.

Sabbag, R. (1990). *Ciego de Nieve.* España: Anagrama.

Salazar, M. G. (s.f.). *Manual de Urgencias en Medicina Interna.* Obtenido de Asociación Colombiana de Medicina Interna: www.aibarra.org/Guias/10-12.htm

Sam. (1993). *alt.drugs.* internet.

Samorini, G. (2000). *Los alucinógenos en el mito: Relatos sobre el origen de las plantas psicoactivas.* Barcelona: La liebre de marzo.

Sánchez, M. (26-06-2001). La depresión acecha a los jóvenes. *El País* .

Santini, J. L. (s.f.). *univisión.*

Santini, J.-L. (s.f.). *Antidepresivos inducen suicidio.*

Saury, A. (1980). *Las plantas fumables.* España: Mandala Ediciones.

Schroeder, R. (1990). *El mundo de las drogas.* México: Edamex.

Schultes, R. E. (1992). *El bejuco del alma.* Universidad de Antioquía.

Schultes, R. E. (1993). *Plantas de los Dioses.* México: FCE.

Sédir, P. (1991). *Las plantas mágicas.* Barcelona: Edicomunicaciones.

Seva Díaz, A. (1996). *Investigaciones en torno a la utilización del LSD-25 en la terapéutica de las neurosis obsesivas durante los años sesenta.*

BIBLIOGRAFÍA

Barcelona: Alucinógenos, la experiencia psicodélica, Ediciones en Neurociencias.

Shulguin, A. (1999). La legalización de ciertas drogas debería de ir acompañada de educación. *Muy Interesante* , Año XVI, No. 2.

Shulguin, A. y. (1998). *PHIKAL.* USA: Transform Press.

Shulguin, A. y. (1999). *THIKAL.* EUA: Transform Press.

Siebert, D. (s.f.). *Salvia divinorium.* Obtenido de http://geocities.com/Paris/1074/salvia.html

Smith, H. (2000). *La percepción divina, el significado religioso de las substancias enteógenas.* Barcelona: Kairós.

Speedlord. (s.f.). Disorganized crime: guidelines and rules for survivial.

Speedlord. (18 de junio de 1995). Speedlord and Methodology: Parts I & II.

Story, M. C. (s.f.). *bipolarworld.net.*

Strassman, R. (2001). *DMT, The Spirit Molecule.* USA: POark Street Press.

Tarinas, J. (Especial 2000). Análogos de la ayahuasca. *Revista Cáñamo* .

The Lyceaum, D. A. (s.f.). Obtenido de http://www.lycaeum.org/drugs/dmt)

The Sputnik Drug Information Zone. (s.f.).

Urbina, L. (1997). *Primer Manual de Nutrición Consciente.* México: Grupo Tepozcahuic, A.C.

Urbina, M. (No. 20, año XIV, ICSH México). El peyote y el ololihuqui. *Espacios* .

Usó, J. C. (2000). Sobre el uso clínico de psicodélicos en España. *Revista Monográfica El Idiota, No. 1* .

Uyldert, M. (1982). *Esoterismo de las plantas.* España: La tabla de esmeralda, Edaf.

Valdés, D. J. (s.f.). *Etnopharmacology of Ska Maria Pastora.* Obtenido de The Lycaeum Drug Archives: http://www.lycaeum.org/drugs/salvia.html

BIBLIOGRAFÍA

Verne, J. (1993). *La vuelta al mundo en 80 días*. Madrid, España: Alianza Editorial.

Walters, S. (s.f.). *Ibogaine: Nature's cure for drug addiction*. Obtenido de http://www.naturalnews.com/024724_drug_WHO_addiction.html

Wasson, G. e. (1992). *Camino a Eleusis*. Mexico: FCE.

Wasson, G. (XIV 1996). El ololihuqui y otros alucinógenos de México. *Espacios, No. 20* .

Weil, A. y. (1993). *Del Café a la Morfina*. España: Integral.

Weiskope, J. (1998). Yagé, la planta mágica de la Amazonía, testimonio de un tomador de ayahuasca. *Año Cero* .

Weiss, B. (2001). *Muchas vidas, muchos maestros*. Madrid, España: Punto de lectura.

What is Ibogaine? (s.f.). Obtenido de http://www.awakeninginthedream.com/ibogaine.html

Wolf, F. A. (1997). *La búsqueda del águila*. Barcelona: Los libros de la Liebre de Marzo.

Yensen, R. (1998). *en el prólogo de Una terapia prohibida: Biografía de Salvador Roquet*. México: Planeta.

Yensen, R. (2000). *Hacia una medicina psicodélica*. Barcelona: La liebre de marzo.

Zululuaga Ramírez, G. (1994). *El aprendizaje de las plantas: en la senda de un conocimiento olvidado*. Colombia: Seguros Bolívar.

Zurdos y diestros: los mejores artistas del rock. (1993). México: Planeta.